健康活百岁·饮食很重要

肝 病

食疗药膳

杨建宇◎编著

北京知医堂中医诊所中医执业医师、
主任医师

江苏凤凰科学技术出版社

图书在版编目（CIP）数据

肝病食疗药膳 / 杨建宇编著 . -- 南京 : 江苏凤凰
科学技术出版社 , 2015.9
ISBN 978-7-5537-5496-3

Ⅰ . ①肝… Ⅱ . ①杨… Ⅲ . ①肝疾病—食物疗法—食
谱 Ⅳ . ① R247.1 ② TS972.161

中国版本图书馆 CIP 数据核字 (2015) 第 235090 号

肝病食疗药膳

编　　　者	杨建宇	
责 任 编 辑	刘　强	孙连民
责 任 校 对	郝慧华	
责 任 监 制	曹叶平	方　晨

出 版 发 行	凤凰出版传媒股份有限公司
	江苏科学技术出版社
出版社地址	南京市湖南路 1 号 A 楼，邮编：210009
出版社网址	http://www.pspress.cn
印　　　刷	北京建泰印刷有限公司

开　　　本	710mm × 1000mm　1/16
印　　　张	16
字　　　数	205 千字
版　　　次	2015 年 11 月第 1 版
印　　　次	2015 年 11 月第 1 次印刷

标 准 书 号	ISBN978-7-5537-5496-3
定　　　价	35.00 元

图书如有印装质量问题，可随时向我社出版科调换

前 言
PREFACE

随着人们生活水平的提高，以及人们健康意识的增强，饮食已经脱离了饱腹的低级目标。对于慢性病的患者而言，在饮食方面，一方面需要注意禁忌，避免加重病痛；另一方面则希望其辅助药物治疗，起到促进疾病康复的作用。药膳自古有之，但在大众当中普及还是近年的事。因此怎样把药膳去粗取精，适应于患者应用，并且简洁明了地呈现给患者，这都是医学工作者需要留心之处。

据有关专家介绍，有些肝炎的发生与饮食习惯大有关系，如急性甲肝和戊肝都是由于饮食、饮水不洁，生食肉食或是生猛海鲜造成的，而酒精肝、脂肪肝不用深究，只看名字就知道其元凶是什么。

患上肝病不用过于焦虑，通过医院的正规治疗，并配合日常饮食调护，是可以控制并改善病情的。当然，饮食调护一定要科学、合理，要改掉不良的饮食习惯，有针对性地选择最适合的食物。

药膳是中医与中国饮食文化的有机结合，源远流长。而且随着中医学的进步，随着时代变迁，肝病药膳和饮食调养，不断有新的理念和经验出现。这些成果，大大促进了食疗在肝病养护当中所发挥的作用。

本书是针对肝病患者编写的食疗著作。全书重点介绍了如何根据不同类型的肝病适当选择药材与食材，配制有效的药膳以促进肝病患者的日常调养；并提供了数百首针对性强的药膳食谱，供患者选择，调配每日饮食。本书内容丰富翔实，贴近患者的日常需求，适合广大肝病患者及家属阅读参考。

　　患者使用本书，应当注意原则性的知识与具体的药材、食材应用相结合，根据自己的症状适当选择药膳，达到最佳调养的效果。

　　本书编写过程中，参考并使用了大量的现当代的医学和营养学资料。由于资料来自于数百种期刊、图书，无法一一列举，所以谨在此对所有从事肝病中西医研究和从事营养学研究，以及药膳研究的工作者，表示诚挚的感谢！

编者

2015 年 5 月

目 录
CONTENTS

第四章　补气健脾可保肝

第五章　养血安神可补肝

第六章　滋阴除烦可柔肝

第七章　祛痰化湿可通肝

目　录　CONTENTS

第八章　理气通经可疏肝

第九章　补阳强肾可养肝

第十章　活血化瘀可滋肝

肝病食疗药膳

第一章

损害肝健康的不良饮食习惯

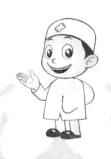

怕得脂肪肝不吃糖

很多肝炎患者极端减少糖类摄入，理由和拒绝脂肪摄入一样，也是为了预防脂肪肝。但结果证明，这也是一个误区。正确的饮食，应当存在适量糖类的摄入。糖类对蛋白质有保护作用，并促进肝脏对氨基酸的利用，但糖类摄入过多，超过机体需要时，会转化为脂肪贮存在体内，引起肥胖、高血脂、脂肪肝等并发症，对机体健康不利。糖类的供给量应占总能量的60%～65%，全天约350克主食，并应给新鲜的蔬菜和水果。食用过多单糖和甜点心，可影响胃肠消化酶分泌，降低食欲，糖发酵产气又可加重胃肠的气胀。

损害肝脏的饮酒习惯

酒精与肝病的关系较为直接，酒精有直接损害肝细胞的作用，可造成肝损害。长期大量饮酒（每日摄入乙醇80克，10年以上）时，乙醇及其中间代谢产物（乙醛）的作用，可引起酒精性肝炎，继而发展为肝硬化。流行病学的资料也表明，肝硬化的死亡率与该地居民的酒精消耗量有密切的关系。每日平均饮酒量一般在160克，相当于乙醇200毫升以上者，即应成为酗酒人群；保持此摄入量5年，其中75%将于15年内出现严重肝损伤。长期少量，即日饮酒量100克以下者，亦有17%于15年内发生严重肝损伤。如果酗酒者每日摄入乙醇量达到450毫升，持续10年就可发生最严重的酒精性肝病即肝硬化。酒精中毒是欧美人患肝硬化的主因，并发乙肝感染会加重酒精性肝病，更易导致肝硬化。在我国10%～19%的肝硬化患者与酒精性肝炎有关。

除饮酒量外，饮酒的种类对肝病的发生也有影响。研究表明，饮啤酒和白酒的人比饮葡萄酒的人更容易患脂肪肝；葡萄酒、啤酒、白酒3种酒精饮料混合饮用使患肝硬化的危险性大大增加。

在我国，由病毒性肝炎引起的肝硬化居首位。主要为乙型、丙型和丁型病毒感染或重叠感染，通常经过慢性肝炎阶段演变而来，约70%肝硬化患者乙型肝炎表面抗原阳性，82%的患者以前有过乙型肝炎病毒感染。甲型和戊型病毒性肝炎不会发展为肝硬化。对于已经罹患肝炎的患者，首要的饮食原则便是戒酒。

乙肝病毒感染会增加酒精性肝病的发生率，合并病毒感染可加速酗酒者肝病的发展，加重酒精性肝病的严重程度。其他伴发疾病也对酒精性肝病的发生起重要作用，丙型肝炎病毒感染者、肥胖者对酒精性肝损害更敏感。

饮酒的方式也很重要，空腹饮酒更容易患酒精性脂肪肝。这是因为空腹饮用时，肝胃乙醇脱氢酶活性下降，肝脏谷胱甘肽含量减少，对肝脏损伤增加。有研究发现，若每天摄入300克纯酒精，8天后就可出现脂肪肝；饮酒时辅以高脂、高热量饮食，易加速脂肪肝的形成。此外，一次饮大量的酒的危害性比分次小量饮酒更大。

吃得太饱加重肝脏负担

肝病患者饮食过饱，对肝病的恢复以及身体的健康极为不利。饮食过饱将增加肝脏及消化系统的负担。肝脏是人体营养重要的代谢器官，虽然肝病后肝细胞的新陈代谢及损伤修复，需要大量的营养物质，但营养的摄入应适量、均衡，否则，过量的饮食或一日、一个时期饮食量猛增，往往会造成消化不良，加重胃、肠、肝、脾、胰等消化器官、消化腺的负担，也必然增加大脑控制胃肠神经系统和食物中枢的负荷。饱餐后由于大量的血液集中于胃肠道，用于食物的消化吸收及营养物质的运输，大脑相对缺血，长期的饱食易造成体内代谢失调、大脑缺血及肝脏负担加重。

饱食还易造成肝炎合并脂肪肝及其他并发症。肝炎患者经常饱食，尤其是晚餐过饱，又贪爱甜食、高脂肪的食物，每天摄入热量远远超过机体的需要，不仅会增加肝脏的负担，还会使过多的糖和脂肪转化成体脂，储存于内脏、皮下，导致肥胖，同时还可使血脂升高，造成心脑血管硬化，早期可出现记忆力减退、思维迟钝、注意力不集中、应激能力减弱，持续发展可导致肝硬化、痴呆。据报道，30%～40%的老年性痴呆患者，青壮年时期有过饱食的习惯；70%～80%的脂肪肝患者，都有吃得过饱的历史。再则，过食又便秘的肝病患者，更易患早期肝硬化、肝癌。因过剩的食物残渣，特别是高脂肪的食物在肠内利于大量的厌氧菌生长及产生其他有害毒物，长时间刺激黏膜，超过了肝脏的解毒能力，易造成肝硬化及肝癌。过剩的毒物还可透过血脑屏障，损害中枢神经系统，造成肝性脑病等。

过食还会影响寿命。有资料表明，凡饮食超量的人，他们的寿命比正常人缩短3.6～15.1岁；而百岁老人，每天都吃得很少，日膳食平均热量仅5 220千焦（1 200千卡），只为正常人的一半。

总之，饱餐害处多，适量的营养素才利于肝病康复，肝病患者应通过自我实践，摸索出适合自己的均衡饮食食谱，如此，在肝病康复上定会获益匪浅。

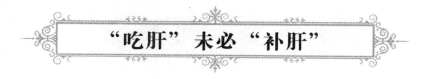

"吃肝" 未必 "补肝"

中医学认为体质虚弱呈慢性虚证患者，可用血肉有情之品来滋补，也就是说用动物的肉及相应脏器来滋补人体五脏的虚证，所谓"以脏补脏"。而现代医学认为，动物肝脏含有大量蛋白质、维生素类以及与人体接近的氨基酸，且便于人体吸收利用。古人认为动物肝脏有补肝、养血、明目、利尿的作用，可以用于治疗贫血、水肿、夜盲症等疾病，同时对肝炎亦有较好的治疗作用。但是肝病患者对肝脏的食用宜适量，因为动物肝脏除含有对人体有利的物质外，还含有大量的胆固醇及一些有毒物质，这些物质都会增加人体肝脏的负担，因此食用时要适量。

吃得太好却不运动

肥胖是脂肪肝最常见的病因。一方面，摄入过多的脂类和甜食，但又缺乏运动，由于营养过剩，使周围脂肪组织增多，释放入血的非酯化脂肪酸相继增加，大量的脂肪酸被不断地运往肝脏；另一方面，一些肥胖者存在的高胰岛素血症，促进肝脏对脂肪酸的合成，其结果使大量脂肪酸蓄积在肝脏，远远超过了肝脏的运输处理能力，于是便转化成中性脂肪沉积在肝脏中，从而形成脂肪肝。

最新研究表明，在许多国家，体重过重和肥胖几乎影响了一半以上的成年人，儿童肥胖也日益增多。在工业化国家，肥胖十分常见，而在发展中国家，这种情况也在迅速发展。在大多数西欧国家，成人肥胖的患病率为10%~25%。肥胖程度越重、持续时间越长，脂肪肝检出率越高，且其病变也越明显。近来肥胖儿童脂肪肝的检出率不断增高，意大利肥胖儿童的检出率高达20%，而50%的成人肥胖者有脂肪肝，重度肥胖者脂肪肝的检出率则可高达90%，这远远高于普通人群10%的脂肪肝检出率。天津市关于1 200名肥胖儿童血压、血脂和脂肪肝关系的课题调查结果表明：中重度肥胖儿童高血压的患病率为35%，并且肥胖儿童血脂水平明显高于同龄其他儿童。上海2001年调查显示，15岁及以上人群的超重和肥胖率已达32.98%，北京则高达50%。因此，如果不采取行动来阻止这种趋势，就将会有数以亿计的人因肥胖而影响身心健康，甚至导致一系列肥胖相关疾病。

高能量饮食未必适合病毒性肝炎

过去认为高能量饮食可改善病毒性肝炎患者临床症状，实践证明其效果适得其反，许多患者由此而患上脂肪肝、糖尿病等并发症。高能量可增加肝脏负担，加重消化功能障碍，影响肝功能恢复，延长病程。但能量供给过低则会增加体内蛋白质耗损，不利于肝细胞修复与再生。因此，患者能量供给需要与其体重、病情及活动情况相适应，要尽可能保持能量收支平衡，维持理想体重。

能量供应，如无发热等并发症，成人供给 2 000 千卡/天左右即可，有发热等可增加至 2400 千卡/天，肥胖者应适当限制能量，控制饮食。所以现在认为应当以适度能量为标准，能量供应不可过度。

有很多肝病患者因为恐惧脂肪肝，几乎断绝一切脂肪摄入，结果不但没有促进脂肪肝的预防和治疗，反而引起严重的病况。科学研究发现，肝炎患者的饮食，应当适量供给脂肪。肝炎患者胆汁合成和分泌减少，脂肪消化和吸收功能减弱，因此脂肪供给过多时会出现脂肪泻；而供给量太少会影响患者的食欲和脂溶性维生素的吸收。脂肪量 60 克/天左右为宜，或占总能量的20％；烹调用植物油为宜。

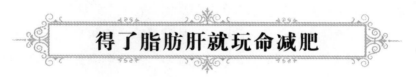

得了脂肪肝就玩命减肥

脂肪肝不是单纯的因为脂肪摄入过多而导致，其病因多种多样。很多患者并不知道，营养缺乏也会造成脂肪肝。

在人们生活水平大幅度提高之前，营养缺乏，尤其是蛋白质严重缺乏，一度是造成脂肪肝最主要的原因。蛋白缺乏质，会导致极低密度脂蛋白合成减少，造成肝脏转运三酰甘油发生障碍，脂肪在肝内堆积，引起脂肪肝。

因此，已经患有脂肪肝的人，切忌不顾一切地减肥。如果为了减肥而饮食失调，造成蛋白质缺乏，不但不利于脂肪肝的治疗，反而会导致问题加重。而且由于营养成分的缺乏和其他物质摄入失衡，还可能导致更加复杂的疾病变化，得不偿失。在减重过程中，有的人经常饥饿难受。因此应尽量选择体积大、热量低的蔬菜（西红柿、黄瓜等）、糠皮、木瓜、粗粮、海带等混食，烹调时不可把食物切得太细、煮得太烂，如鸡蛋做成煮鸡蛋比蛋羹、蛋汤在胃中停留时间长，可增加饱腹感。

药物减肥损害肝脏

药物是防治疾病的有力武器，但由于人类对药物的耐受性个体差异较大，致使部分患者在疗程中产生各种不良反应。药物性肝损害就是较常见且可产生严重后果的不良反应之一。其中尤其突出的是，有不少患者本来是为了减肥而服用减肥药物，结果不但不能减肥，反而加重了脂肪肝，甚至引发肝损害，导致问题更加复杂、严重。

药物性肝损害约占成人肝炎的10%，在50岁以上肝炎患者中药物引起者甚至高达40%。肝细胞脂肪变性是药物性肝损害的常见类型，非酒精性脂肪性肝炎中约5%系由各种药物所致。药物性脂肪肝病理上表现为肝细胞内蓄积大量中性脂肪，分大泡性和小泡性两种，同时可有肝细胞坏死、炎症细胞浸润及胆汁淤积。引起肝损害的药物种类很多，且随新药的不断问世，药物性肝损害的发病率将会更高。药物性肝损害的发病原因一般不外乎直接中毒（包括蓄积中毒）和过敏反应两大类。一般药物性肝损害在用药后2周内发病的占50%~70%，在8周内发病的可达80%~90%，在3个月以上发病的很少。

有数十种药物可能与脂肪肝有关，如肾上腺糖皮质激素、四环素、雌激素、三苯氧烷、门冬酰胺酶、胺碘酮、甲氨蝶呤、硝苯地平、丙戊酸钠等。不少脂肪肝患者长期盲目服用降血脂药物，但脂肪肝仍不愈甚至加重。其实肝脏正常的情况下，降脂药的降血脂作用是明显的。但是对于肝细胞已受损害的脂肪肝患者来讲，降脂药的作用由于肝细胞的损害而减弱，反而对肝脏有不利影响。弹性酶、氯贝丁酯（安妥明）等降血脂药有时非但不能治疗脂肪肝，反而可诱发和加剧肝内脂肪沉积。

饮食不考虑自身病情

有些人喜欢吃辛辣、油腻的食物，这些食物对于肝病患者来说是有害的。

一定要根据自身情况，选择食品。

（1）急性肝炎患者忌食辛辣、油腻之品。发现腹部胀气时，应暂停牛乳和蔗糖。一些容易产气的东西，尽量少食，如马铃薯、豆制品、红薯等，这些食物易于产生气体，引起腹胀压迫肝脏，对本病不利。

（2）慢性肝炎患者不宜多吃刺激性强的食物，如葱、姜、大蒜以及煎炸、烧烤之品。

（3）肝炎合并肝硬化患者应以柔软、不粗糙的食物为主，避免食用带刺、带骨的食物以及芹菜、韭菜、老白菜、黄豆芽等含粗糙纤维的食物，更不能食用硬、脆的干食品，以防止刺伤食道造成破裂出血。伴有食道静脉曲张者宜用流质饮食，如菜泥、肉沫、烂饭等，上消化道出血时应禁食。

（4）忌暴饮暴食。肝炎患者膳食安排应少量多餐，以免加重肝脏的负担，以食后无饱胀感为适宜。

（5）肝阳上亢、头晕烦躁的患者应忌食胡椒、辣椒、大蒜、白酒等辛热助阳之品；气滞腹泻者应忌食土豆、芋头；肝气郁结者少食土豆、白薯、汽水等胀气之物；脾胃虚寒者忌食生冷食品；对于肝胆湿热黄疸者，无鳞鱼（平鱼、巴鱼、带鱼、比目鱼等）、虾、蟹、干贝、淡菜、鱼干、羊肉、狗肉、鹿肉等不宜食用，辛辣之品如葱、姜、蒜、辣椒、花椒、韭菜、酒、烟等亦不宜。

肝病食疗药膳

第二章

正确饮食保护肝脏

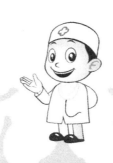

荤素搭配科学饮食

肝病患者提倡荤素搭配、饮食平衡、科学饮食。

荤食多指畜、禽、鱼、蛋、奶；素食多指粮谷、豆类、薯类、蔬菜、水果、菌藻类。

荤食含人体必需的氨基酸和优质蛋白质，并利于身体的消化、吸收和利用，也能促进肝细胞的修复和维护健康。荤食含丰富的钙、磷、铁，且钙、磷易消化吸收，同时含脂肪和胆固醇及必需脂肪酸，有利于脂溶性维生素 A、维生素 D 的吸收，有利于患肝病的小儿生长发育，也可使患肝病的老人减少骨质疏松及眼疾的发生。

素食是我国居民的主食及热量的主要来源，充足的热量可以减少体蛋白的分解，同时提供丰富的 B 族维生素，增加糖的代谢，供给维生素 C，增强肝脏的解毒功能，促进铁的吸收。素食含丰富的膳食纤维，可以增强胆固醇的代谢，减少冠心病、高脂血症、脂肪肝的发生，膳食纤维还可以促进肠的蠕动，减少便秘及便秘引起肝病的毒性反应。

老年脂肪肝患者饮食应适量

老年人因为身体条件的变化，在脂肪肝的预防上有其自身的特点。其中，从饮食上预防脂肪肝，尤为突出。

从饮食上预防脂肪肝的重要措施有：食物多样，谷类为主；多吃蔬菜、水果和薯类；每天吃奶类、豆类或其制品；经常吃适量鱼、禽、蛋、瘦肉，少吃肥肉和荤油；食量与体力活动要平衡，保持适宜体重；吃清淡少盐的膳食；限量饮酒；吃清洁卫生、未变质的食物。

除了上述原则，尚需特别注意以下两点：

（1）三餐要合理：建立合理饮食制度，应每天吃早餐，切忌暴饮暴食、嗜食、偏食、挑食，并且要少吃零食。专家们建议：三餐的比例为早餐占全日总热能的30%，午餐40%，晚餐30%。

（2）饥饱要适当：人们的日常饮食应做到饮食适度、饥饱适当，达到营养适量，即摄入与消耗相平衡，肥胖者饮食宜控制在七八成饱。

脂肪肝食疗七原则

（1）高蛋白：蛋白质中许多氨基酸，如蛋氨酸、胱氨酸、色氨酸、苏氨酸和赖氨酸等都有抗脂肪肝作用，高蛋白可提供胆碱、蛋氨酸等抗脂肪肝因子，使脂肪变为脂蛋白，这样有利于将其顺利运出肝脏，防止脂肪浸润。此外，蛋白质有较强的食物特殊动力作用，可刺激新陈代谢，适当提高蛋白质的质量，有利于减轻体重。蛋白质每天供给应为9～12克。

（2）适量热能：过高热能使脂肪合成增多，加速脂肪肝病变。应适当控制热能，对于正常体重者，轻工作时为0.13千焦/千克，体重超重者供给0.08～0.11千焦/千克，使体重逐渐下降，有利于肝功能的恢复。

（3）低糖：糖类能刺激肝内脂肪酸合成，高糖类是引起肥胖和脂肪肝的重要因素。因此，控制糖类的摄入比降低脂肪更有利于减轻体重和治疗脂肪肝。应给予低糖类，特别要禁食蔗糖、果糖、葡萄糖和含糖多的糕点等含单糖高的食物。

（4）适量脂肪：脂肪中的必需脂肪酸参与磷脂的合成，能使脂肪从肝内运出，对预防脂肪肝有利。脂肪还有抑制肝内合成脂肪酸的作用，但食入过多的脂肪可使热能增高，亦不利于病情改善。因此，要给予适量脂肪，每天50克左右。植物油不含胆固醇，所含谷固醇、豆固醇和必需脂肪酸有较好的祛脂作用，可阻止或消除肝细胞的脂肪变性，对治疗脂肪肝有益。烹调油应使用植物油，对含胆固醇高的食物应做适当限制。

（5）充足维生素：肝内贮存多种维生素，在肝病时贮存能力降低，如不注意及时补充，就会引起体内维生素缺乏。为了保护肝细胞和防止毒素对肝细胞的损害，宜供给富含多种维生素，如B族维生素、维生素C、叶酸、维生素B_{12}、维生素A、维生素D、维生素E和维生素K等的食物，以维持正常代谢，防止营养缺乏。

（6）补充食物纤维及矿物质：饮食不宜过分精细，主食应粗细搭配，多选用蔬菜、水果和菌藻类，以保证足够数量的食物纤维摄入。这样既可增加维生素、矿物质供给，又有利于代谢废物的排出，对调节血脂、血糖有良好作用。

（7）饮食禁忌：戒酒，少吃刺激性食物。

肝炎急性期饮食要清淡

应饮食清淡，少食多餐，选用富含营养、易消化吸收的流质或半流质食物。注意食物的品种多样化，采用素油烹调。

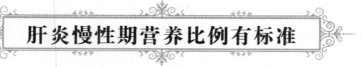

肝炎慢性期营养比例有标准

低脂肪、高蛋白、多维生素。首先必须维持热量平衡，即保证患者自身胖瘦适中，根据身高、性别等计算出理想体重，然后务必使体重与理想体重保持一致。糖类应该占总热量的60%～70%，以主食供应为主。蛋白质应该占总热量的15%，其中优质蛋白质应占50%或以上，而脂肪则应占总热量的20%～25%。此阶段依然应采用素油烹调且需少食多餐，限制食用肉汤、鸡汤等含氮浸出物高的食品。肝炎是肝脏受到损害、出现肝功能异常的肝脏炎症性疾病，以病毒性肝炎最常见。肝炎临床表现以恶心、厌食、厌油、食欲下降最常见。肝炎的食疗原则在急性期和慢性期是各有特点的。

慢性肝炎要根据自身体质用药膳

（1）肝胆湿热型

主要症状：右胁胀痛，脘腹满闷，恶心厌油，身目黄或无黄，小便黄赤，大便黏腻臭秽不爽，舌苔黄腻，脉弦滑数。

饮食原则：清利湿热，凉血解毒。

用膳宜忌：宜食豆腐、绿豆、赤小豆、扁豆、黑豆、白菜、芹菜、萝卜、胡萝卜、黄瓜、藕、龙眼、莲子、莲心、大枣、花生仁、鸡蛋、牛肉、猪瘦肉、猪肝、蜂蜜、田螺、甲鱼、乌鸡、兔肉不宜多吃刺激性强的食物。

用药原则：宜用茅根、小蓟、五味子、金银花、白菊花、竹叶、芦根、竹茹、焦山楂、炒谷芽、橘红、垂盆草、橘皮、甘草、猪胆草、玉米须、蒲公英、沙参、枸杞子、板蓝根、薏苡仁、田基黄、马齿苋、石决明、决明子、大金钱草、栀子、茵陈、茯苓、鸡骨草、麦芽、冬虫夏草等。

（2）肝郁脾虚型

主要症状：肝区闷胀或胀痛，缺乏食欲，脘腹痞满，神疲乏力，精神抑郁或烦躁，面色欠华，头晕目眩，大便溏泄或便稀，口淡乏味，舌淡苔白，脉沉弦。

饮食原则：疏肝解郁，健脾和中。

用膳宜忌：宜食扁豆、粟米、五米粉、大麦、小麦、小米、百合、山药、菱角、金橘、大枣、鲫鱼、鸽肉、牛肉、羊肉、青皮、陈皮、薏苡仁、党参、佛手花、香附、菊花、豆蔻、人参、茯苓、玫瑰花、佛手柑、黄芪、砂仁、当归、白茯苓、香橼、千斤拔等。忌食生冷、油腻食物。

（3）肝肾阴虚型

主要症状：胁痛隐隐，劳累尤甚，郁郁寡欢，头晕目眩，目涩耳鸣，口干舌燥，舌体红瘦少津或有裂纹，失眠多梦，五心烦热，易怒，腰膝酸软，女子经少经闭，脉细数无力。

饮食原则：养血柔肝，滋阴补肾。

用膳宜忌：宜食糯米、山药、香菇、黑芝麻、菊花、银耳、猪肉、猪肝、田鸡、鸡肝、鸡肉、甲鱼、鲤鱼、鲫鱼、龟肉、陈皮、地黄、酸枣仁、枸杞子、五味子、女贞子、菟丝子、地骨皮、远志、何首乌、石斛、玉竹、熟地、麦冬、山茱萸、桑葚、冬虫夏草、胎盘、黄芪、牛膝、杜仲、白芍、太子参、丹参、合欢花等。忌食浓茶、辣椒、咖啡、酒等刺激性食物。

（4）瘀血阻络型

主要症状：胁痛如刺，固定不移，昼轻夜重，面色晦滞，或见赤缕红斑，肌肤甲错，脘闷腹胀，消瘦乏力，舌质紫暗或见瘀斑，肝脾肿大，质地较硬，蜘蛛痣，肝掌，女子行经腹痛，经水色暗有块，脉沉细涩。

饮食原则：活血化瘀，散结通络。

用膳宜忌：宜食猪肉、香橼、虾仁、甲鱼、墨鱼、鹌鹑、鸡蛋、月季花、茉莉花、红花、佛手、菖蒲、紫河车、人参、党参、黄芪、当归、生地、桃仁、郁李仁、丹参、益母草、川芎、泽兰、三七等。忌食生冷、寒凉食物。

（5）脾肾阳虚型

主要症状：畏寒喜暖，少腹腰膝冷痛，食少便溏，食谷不化，甚则滑泄失禁，下肢水肿，舌质淡胖，脉沉细无力或沉迟。

饮食原则：健脾益气，温肾扶阳。

用膳宜忌：宜食大蒜、芋头、土豆、山药、粟米、糯米、玉米、高粱、赤小豆、白扁豆、松子仁、核桃仁、大枣、椰子、鲤鱼、乌鱼、鸡肉、鹌鹑、鸭肉、白鸽、猪肝、牛肉、牛鞭、羊肉、羊肾、枸杞子、薏苡仁、炒麦芽、芡实、陈皮、锁阳、益智仁、菟丝子、高良姜、桑螵蛸、黄芪、茵陈、巴戟、冬虫夏草、白茯苓等。忌食生冷及寒凉食物。

肝炎后脂肪肝应平衡饮食

肝炎后脂肪肝多见于急性病毒性肝炎恢复期或慢性肝炎患者，在急性肝炎的急性期，或者慢性肝炎的急性发作期，患者由于食欲缺乏，长时间进食减少，导致营养不良。其原因为，一方面，从体外补充营养素明显减少；另一方面，由于热量不足，缺乏蛋白质、维生素及胆碱、蛋氨酸等去脂物质，而形成蛋白质、热量营养不良性脂肪肝。而到病毒性肝炎的恢复期，随着病情恢复，患者食欲明显增加，往往因为过分强调高蛋白、高糖营养致进食能量过多及过分限制运动，导致病后短期内体重增加和肝内脂肪堆积。对上述不同情况，在饮食调养上有不同的注意事项。

（1）在肝炎急性期，对于体重不足者，宜用正平衡营养，给予必需的蛋白质，保证足够的热量，有利于受损肝细胞的修复和再生。通常采用低脂肪、高维生素、高糖饮食。应饮食清淡，少食多餐，选用富含营养、易消化吸收

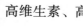

的流质或半流质食物。注意食物品种多样化，采用素油烹调。

（2）对肝炎恢复期患者，特别是体重超重者，应给予负平衡能量营养，使体重逐渐下降到标准范围内，但体重下降速度不宜过快。每月体重减少不超过2.5千克为宜。同时依据肝炎病情，鼓励患者进行适当的体育锻炼。

（3）对于伴脂肪肝的患者，饮食中应当限制糖类摄入，对脂肪的摄入可适当放宽。因为糖刺激肝内脂肪合成，摄入过多的糖类，又会增加胰岛素分泌，使糖转化脂肪，而脂肪有抑制肝内脂肪酸合成的作用。因此，脂肪肝患者限制糖比限制脂肪更为重要。

（4）患有慢性肝炎的脂肪肝患者，日常饮食中一定要注意食物的平衡，少吃高脂肪、高胆固醇、高热量的食物，多吃高蛋白质食物，尤其是绿叶蔬菜，可满足机体对蛋白质和维生素的需要，但不宜多吃含糖量高的蔬菜水果。

不吃动物内脏（下水）、鸡皮、肥肉、蟹黄。忌吃煎炸食品。宜多吃含蛋氨酸丰富的食物（小米、芝麻、油菜、菠菜、干贝等），以促进体内磷脂合成，使肝细胞内脂肪转化。适量饮水，以促进机体代谢及废物的排泄。另外，绝对禁酒，少吃辛辣刺激性食物，如洋葱、蒜、辣椒、咖啡等。

肝硬化饮食宜忌

肝硬化的患者，往往因为疾病，导致身体总体健康状况有所下降。人们通常据此认为应当充分补充营养，而在操作时则容易陷入营养摄入过度的误区；同时，餐饮方式上也常常走进相应的误区。从科学饮食原则来看，肝硬化患者应当注意以下几条原则。

（1）少量多餐：除每天三餐以外，可增加两餐点心，并以细软、易消化、少食物纤维、少刺激性食物为主。腹水过多时，每餐食物摄入量应限制，以免引起胃部饱胀不适，但可增加餐次，每天可7～8餐，使患者能获得充分的营养。

（2）上消化道出血：大量出血时，应暂时禁食，采用止血措施的同时迅速静脉输液。病情好转后，可酌情由流质饮食逐渐向普通饮食过渡。

（3）肝性脑病：肝昏迷可由诸多因素引起，但血氨增高是主要原因。所以，调节饮食中的食物组成，严格控制蛋白质摄入，特别是芳香族氨基酸的摄入，对控制血氨十分重要。通常在发病1～2天内，蛋白质摄入量应少于0.5克/千克。以富含支链氨基酸的植物蛋白为宜，如豆浆、豆腐等，也可选用奶类、蛋清等优质蛋白。随着病情的好转，蛋白质可逐步加量，以防止可能引起的负氮平衡。主食可用淀粉类食品替代，以减少谷类食品中营养价值不太高的植物蛋白摄入。

（4）饮食禁忌：绝对禁忌饮酒，不得饮用含酒精的饮料。忌用辛辣及刺激性食品及调味品，规避油炸的食品。各种含铅及其添加剂的罐头食品，应尽量少吃或不吃，霉变米和花生米也应弃之不食。少吃或不吃含大量食物纤维的食品，如芹菜、韭菜、黄豆芽、笋干等。豆类、红薯、土豆、汽水等产气食品亦应适当限制。日常饮食中，肝硬化患者应根据自己病情的轻重缓急，遵循个性化的饮食原则。饮食以软、凉、易消化食物为主，例如馒头、面条、面片、鸡蛋汤、火腿肠等，杜绝食用过硬、过热食品，防止上火、便秘，杜绝食用油炸食物、过硬食品（如烙饼、萝卜等）以及带刺食品（如鲤鱼、鲫鱼、草鱼等芒刺较多），因为带刺食品很可能划伤患者曲张的胃底和食管静脉，造成消化道出血。除了应注意以上事项外，已经出现食管或胃底静脉曲张的患者，应避免进食生硬、粗纤维、煎炸及辛辣等刺激不易消化的食品，吃饭不宜过急过快。保持大便通畅，不宜过于用力，以防止发生曲张静脉破裂出血。晚期肝硬化患者还应注意控制高蛋白饮食，以防止出现肝性脑病。

肝硬化营养"三高一适量"原则

营养治疗总的原则是"三高一适量"，即采用高能量、高蛋白、高维生素、适量脂肪的饮食。

（1）能量：肝硬化的患者，能量供给应较正常人为高。每天所供给的总能量应以10.46～11.72兆焦耳（2500～2800千卡）为宜。

（2）蛋白质：按体重每天给予1.5～2克/千克，或每天100～120克；注意供给一定量高生物价蛋白质。高蛋白饮食是为了促进受损肝细胞修复和再生。肝硬化时，肝脏中纤维组织使血循环受影响，出现门静脉高压症。肠微血管中水分和电解质扩散至腹腔，造成腹水。血浆蛋白含量降低，使血浆胶体渗透压降低，进一步加重腹水形成。高蛋白饮食能纠正低蛋白血症，有利于腹水和水肿消退。但有肝功能衰竭、肝性脑病倾向时，要严格限制蛋白质供给。由于肝硬化患者食欲及消化功能较差，故食物宜多样化，且要求美味新鲜，才能促进食欲并有利于消化。应选用牛奶、鸡蛋白、鱼虾、瘦肉、豆制品等优质蛋白。如食欲欠佳，可用浓缩蛋白质，如脱脂奶粉、豆粉、干酵母、酪蛋白钙等。

（3）脂肪：每天供给脂肪 40~50 克，脂肪不宜过多，因为肝硬化时胆汁合成和分泌减少，脂肪的消化和吸收功能减退。脂肪过多，超过肝脏代谢能力，则沉积于肝内，影响肝糖原合成，使肝功能进一步受损。但脂肪也不宜过少，过少可影响食物烹调口味，使患者食欲下降。胆汁性肝硬化患者应给予低脂肪低胆固醇饮食。避免煎炸食物，烹调尽量选用植物油。

（4）碳水化合物：肝糖原贮备充分时，可以防止毒素对肝细胞的损害。碳水化合物的供给量每天以 350~450 克为宜。可选用葡萄糖、白糖、蜂蜜、果汁、水果等易于消化的单糖或双糖类。主食选用粳米、面粉等。

（5）维生素：维生素直接参与肝脏内的生化代谢过程，如维生素 C 可以促进肝糖原形成。增加体内维生素 C 浓度，可以保护肝细胞、增加抵抗力，以及促进肝细胞再生。腹水中维生素 C 的浓度与血液中含量相等，故伴有腹水时维生素 C 更应大量补充。维生素 K 与凝血酶原的合成有关，对凝血时间延长及有出血的患者要及时给予补充。可选富含 B 族维生素的酵母及含维生素 C 的水果。蔬菜体积大、能量低，不宜多吃，以免影响其他食物的摄入。

（6）钠与水：肝硬化患者食精盐摄入量，在治疗中占重要地位。有水肿和轻度腹水患者应用低精盐饮食，每天食精盐量不超过 2 克。严重水肿时宜无盐饮食，钠限制在每天 0.5 克左右，禁用含钠多的食物，如海产品、火腿、松花蛋、肉松、酱菜、味精等。待腹水消退、病情好转后再逐步加量，以免长期限制盐摄入而影响食欲。腹水明显时应限制液体摄入量，每天 1 000 毫升以内为宜。

（7）微量元素：肝硬化患者血清锌水平减低，尿锌排出增加，肝内含锌降低，需注意锌的补充。宜多用猪瘦肉、牛肉、羊肉、蛋类、鱼类等含锌量较高的食物。

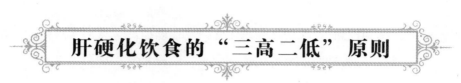

肝硬化饮食的"三高二低"原则

肝硬化患者饮食原则是，高热量、高蛋白、高维生素、低脂、少渣易消化（低纤维）饮食；但根据肝硬化病程发展的不同阶段及其伴有的并发症情况，在饮食要求上又有区别之处。

（1）肝硬化晚期，已出现肝昏迷先兆时：禁食高蛋白食物，其原因是：高蛋白食物在机体内代谢过程中，产生大量的氨类代谢产物，当肝功能严重受损时，肝脏不能将大量的氨合成无毒的尿素经肾排出体外，在体内过多蓄积，短时间内血氨增高，导致或加重肝昏迷的产生和发展，应增加高糖，多维生素食物的摄入。病情好转清醒后，逐渐恢复，每天先给20克，每隔两天增加10克，逐渐达到50克左右，以植物蛋白为主，以利于氨排出。也可少量选用酸牛奶等含必需氨基酸的蛋白质。

（2）肝硬化伴腹水或水肿时：因机体内钠离子潴留，应限制含钠高的食物，如各种海产品，腌制品，根据水肿情况，给低盐或无盐饮食，以少食多餐为宜，餐次每日适当增加2～3次，以使患者获得足够的营养，减轻饭后饱胀不适的症状。

（3）肝硬化伴有侧支循环形成的患者：应注意给予温凉、清淡、无刺激性、柔软易消化的食物。禁食坚硬食物、带刺食物，如鱼、排骨、花生等。辛辣刺激的饮料也应禁食，辛辣饮料的刺激易反射性引起曲张血管的收缩，使血管内压升高，造成血管破裂。

（4）伴有脾大，脾功能亢进有出血倾向的肝硬化患者：饮食应注意多摄入富含胶质的肉皮冻、蹄筋、海参等，以便为机体凝血系统提供所需的基础营养成分。有贫血倾向时，应增加含铁食物及能改善贫血的食物。同时，要补充多种维生素，特别是维生素C。

中医肝癌食疗的原则

肝癌，以脏腑气血亏虚为本，气、血、湿、热、瘀、毒互结为标。因此在肝癌的治疗中，一方面应当补虚强体，但另一方面还应消毒祛邪。民间往往执其一端，偏颇不全。或者认为肝癌患者重病多虚，得病乃因体弱而抵抗力不足，因此一味大补；或者反之，认为癌病乃重毒集聚，非得强兵大力拔毒祛邪才可恢复，因此一味痛下泻药。以上两种做法，常常铸成大错。总而言之，肝癌的用药和食疗，还应细究病因病机，辨证分型，补泻结合恰当才是正道。

总之，肝癌病位在肝，与脾、胆、胃密切相关。其病机复杂，统而言之为正虚于内，邪毒凝聚。

（1）疏肝理气，调情解郁：肝主疏泄，调畅气机，故一身之气畅达与否主则之于肝。若情志久郁，疏泄不及，气机不利，气滞血瘀是形成肝癌的主要因素之一。正如《素问·通评虚实论》言："膈塞闭绝，上下不通，则暴忧之病也。"

（2）健脾祛湿两不误：饮食失调，损伤脾胃，气血化源告竭，后天不充，致使脏腑气血亏虚。脾虚则饮食不能化精微，而变为痰浊，痰阻气滞，肝脉阻塞，痰血互结，形成肝癌。

（3）湿热结毒，必当祛之：情志不遂，气滞肝郁日久，化热化火，火郁成毒；肝郁乘脾，运化失常，痰湿内生，湿热结毒，乃瘀阻胆道，形成肝积，多伴胆汁外溢。

（4）肝阴亏虚，非补不行：热毒之邪阻于肝胆，久则耗伤肝阴，肝血暗耗，导致气阴两虚，邪毒内蕴，此为本虚标实。

此外，对于肝癌患者的术后调理，饮食也应遵循一定原则。应预防复发，这是提高肝癌5年生存率的主要措施之一。康复治疗应注重饮食、情志等方面的调理。肝癌病因为邪毒郁积、湿热伤脾、肝肾阴虚，中医饮食调理原则为健脾祛湿、滋养肝肾。

肝癌晚期常出现纳呆口干，腹胀，大便干结或溏泻，体倦乏力，形体消瘦等症，此为脾之气阴两虚，当避香燥、忌滋腻，以防香燥伤阴血、滋腻碍脾气。可以人参、山药、白术、芡实、粳米、麦门冬等甘药滋脾益气，土茯苓、薏苡仁甘淡渗湿，瘦猪肉、猪脊骨、黄雌鸡、乌龟、泥鳅、田螺等血肉有情之品滋阴养血，以固脏阴。药食并治，事半功倍。

护肝药膳要对证配方

药膳调理，最重要的原则是对证配方。不同的体质，需要用不同性质的食物进行调理。朱丹溪在《医理辑要·锦囊觉后篇》中说："要知易风为病者，表气素虚；易寒为病者，阳气素弱；易热为病者，阴气素衰；易伤食者，脾胃必亏；易老伤者，中气必损。"朱丹溪是我国古代最著名的医学家之一，他文中所说的"易风为病"、"易寒为病"、"易热为病"、"易伤食"、"易老伤"就是指不同的体质容易患不一样的病。

（1）阴虚多消瘦

这种人的特点为形体消瘦，手足心热，心中时烦，口干口苦，少眠，便干，尿黄，不耐春夏，多喜冷饮。饮食调养原则要保阴潜阳，多吃清淡食物。常用食品有芝麻、蜂蜜、乳品、豆腐、鱼、猪皮、鸭肉、甘蔗、西瓜、香蕉、苦瓜等。有条件的人可食用一些海参、龟肉、银耳等，燥烈辛辣之品应少吃。也可选用一些补阴药品（生地、麦冬、枸杞子、白芍等）与肉类煲汤饮用。

（2）阳虚多白胖

这种人多形体偏胖，或面色淡白，手足欠温，小便清长，大便溏泄，怕寒喜暖。饮食调养原则为多食壮阳食品，如羊肉、鹿肉、蚕蛹、麻雀肉、虾等。也可选用一些补阳药品（冬虫夏草、巴戟天、杜仲、淫羊藿、鹿茸、菟丝子、肉苁蓉、锁阳等）与肉类一同煲汤饮用。

（3）气虚常萎靡

这种人多形体消瘦，精神萎靡，疲乏无力，纳少，面色萎黄或白黄，大便溏稀，容易感冒。饮食调养原则为多食补气食品，如粟米、栗子、大枣、莲子、牛肉、榛子仁、荔枝等。也可选用一些补气药品（黄芪、人参、山药、白术、党参、茯苓等）与肉类煲一同汤饮用。

（4）气滞少欢乐

气滞者常见心情抑郁，闷闷不乐，心烦易怒，失眠多梦，胸胁疼痛走窜不定，嗳气，喜叹息。饮食调理原则为多吃具有疏肝行气解郁作用的食物，如葱、姜、大蒜、白萝卜、乌梅、橄榄、海带等，也可选用一些疏肝行气解郁之药品（如陈皮、郁金、佛手、柴胡、枳壳、杏仁、白芍等）与肉类一同煲汤饮用。

（5）血虚面无华

常见形体消瘦，面色少华，少寐健忘，心烦心悸，口苦口干，头晕乏力。饮食调养原则为常吃具有补血作用的食品，如猪肝、猪心、羊肝、牛肝、牛蹄筋、鸡肝、带鱼、黑木耳、胡萝卜、菠菜、龙眼肉、葡萄、大枣等。也可选用一些养血之药品（阿胶、大枣、鹿角胶、当归等）与肉类一同煲汤饮用。不宜饮酒、食辛辣、偏食、挑食。

（6）血瘀色晦滞

凡是面色晦滞，口唇色暗，肌肤干燥，眼眶黑暗者多为血瘀体质之人。饮食调养原则为常吃具有活血化瘀作用的食品，如桃仁、黑豆、油菜、山楂、慈姑等，经常煮食一些山楂粥和花生粥。也可选用一些活血养血之药品（当归、川芎、丹参、地黄、五加皮等）与肉类煲汤饮用。

（7）痰湿体困重

形体肥胖，肌肉松弛，嗜食肥甘，神疲倦身重，是痰湿体质人的明显特征。饮食调理原则为多吃健脾利湿，化痰祛湿的食物，如扁豆、包菜、蚕豆、洋葱、紫菜、海蜇、荸荠、白果、枇杷、薏苡仁、红小豆、田螺肉等。也可选用一些祛除痰湿之药品（鸡骨草、田基黄、火炭母、木棉花、茯苓、白术等）与肉类煲汤饮用。少食肥甘厚味以及少饮饮料、酒类之品，每餐不宜食之过饱。中药治疗疾病能够获取疗效的关键是正确地选药配伍，亦即是在辨证的基础上，针对疾病的性质，根据药物的性味、归经及方剂配伍的君臣佐使原则而合理正确地选药组方。这当中还包含着配伍禁忌，即通常所谓"十八反""十九畏"。食疗药膳的运用同样如此。

十八反即乌头反贝母、瓜蒌、半夏、白及、白蔹；甘草反甘遂、大戟、海藻、芫花；藜芦反人参、丹参、玄参、沙参、细辛、芍药。

十九畏即硫黄畏朴硝，狼毒畏密陀僧。巴豆畏牵牛，丁香畏郁金，川乌、草乌畏犀角，牙硝畏三棱，官桂畏赤石脂，人参畏五灵脂。补气健脾法常用的药材有人参、党参、黄芪、冬虫夏草、灵芝、大枣、山药、白术、甘草等；常用的食材有栗子、花生、莲子、榛子仁、荔枝、大枣、粳米、黄豆芽、牛肉、牛肚、猪肾、羊肚、羊心、驴肉、鸡肉、鸽肉、鹅肉、黄鳝、泥鳅、鲫鱼等。

这类食品具有补气健脾功用，适宜于气虚尤其是脾胃气虚症见乏力、食欲下降、腹胀腹泻、头晕等。

肝病食疗药膳

第三章

清热解毒可清肝

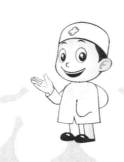

鱼腥草

性味归经：味辛，性微寒，归肺经。

功效主治：清热解毒，消痈排脓，利尿通淋。

本品对多种革兰氏阳性及阴性细菌均有不同程度的抑制作用，能增强白细胞吞噬能力，提高机体免疫力，并有抗炎、利尿、镇痛、止血等作用。鱼腥草多糖可减轻实验性肝损伤所致炎性浸润，降低肝体指数，降低血清中ALT、AST活性。

用法用量

通常煎服，15～30克；本品含挥发油，不宜久煎。亦可鲜品入菜肴。

（1）急性黄疸方

治疗急性黄疸性肝炎，可用鱼腥草180克，白糖30克，水煎服，每日1剂。《食物中药与便方》曾介绍："黄疸发热（包括胆囊炎等），鱼腥草150～300克，水煎温服，据称疗效颇佳。"

（2）鱼腥草海蜇拌莴苣

原料：鲜鱼腥草、海蜇各100克，莴苣300克，精盐、姜、葱、芝麻油各5克，大蒜10克，酱油10毫升，醋5毫升。

制法：将鱼腥草洗净，去掉黄叶及老化部分；海蜇洗净，煮熟，切丝；姜切丝，葱切段；再将莴苣去黄叶，剥去皮，洗净，切细丝，加盐腌渍20分钟，用手挤干水分，待用；把海蜇、鱼腥草、莴苣、姜、葱、精盐、酱油、醋、芝麻油放盆内，拌匀即成。每天1次，每次100克，佐餐食用。

功效：清热解毒，利湿排脓。适宜用于急性黄疸型肝炎兼肺痈胸痛，咳吐脓痰，小便黄少患者。

大青叶

为十字花科二年生草本植物菘蓝的干燥叶。即中药板蓝根所属植物的叶，鲜品亦可入药和食疗应用。

性味归经：苦、咸，性大寒。归心、肺、胃经。功效清热解毒，凉血消斑。主治温邪入营、高热神昏、发斑发疹、黄疸、痈肿等。

转氨酶增高属于肝胆瘀热、疫毒较重者，可配伍青黛、败酱草、蒲公英；

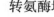

偏湿者再加车前草。

用法用量

煎服，干品 10 ~ 15 克，鲜品 30 ~ 60 克。脾胃虚寒者忌用。

鲜拌大青叶

原料：鲜大青叶 100 克，橄榄油 2 克，鸡粉 1 克，白糖 1 克。

制法：大青叶洗净，与调料拌匀即可。

功效：清热解毒。具有抗菌、消炎、抗病毒、利胆等作用。

大青叶粥

原料：大青叶 15 克，桃仁 15 克，大米 100 克，盐 3 克。

制法：大青叶、桃仁洗净，水煎取浓药汁。大米淘洗干净，加清水适量，中火煮粥，粥将熟时调入药汁稍煮即可。

功效：清热解毒、凉血活血、润肠消斑。尤其适于急性传染性肝炎。

柴　胡

性味归经：生用或醋炙用。苦、辛，微寒。归肝、胆经。

功效主治：疏散退热，疏肝解郁，升阳举陷。

本品芳香透达，尤善于疏散少阳半表半里之邪。入厥阴，走肝经，能条达肝气，疏肝解郁；治肝失疏泄，又治肝郁血虚。

现代研究显示，柴胡有镇静、镇痛、解热、镇咳等广泛的中枢抑制作用；还有抗炎、保肝、利胆、降转氨酶、降血脂、抗菌、抗病毒、增强机体免疫等作用。

用法用量

大多数医家使用 10 克，个别医家用到 20 克。和解退热宜生用，疏散肝郁宜醋炙，骨蒸劳热当用鳖血拌炒。使用时注意，柴胡性升散，古人有"柴胡劫肝阴"之说，若肝阳上亢，肝风内动，阴虚火旺及气机上逆者忌用或慎用。柴胡主要入肝、胆经，善解少阳之邪。在临床治疗肝病的方剂中统计使用率为 62.5%，是绝大多数医家临床必用之品。

茯苓麦芽白术粥

原料： 茯苓、焦山楂、麦芽各15克，柴胡、当归、白芍、白术各12克，薄荷、决明子各6克，鲜姜6克，生甘草3克，大米60克。

制法： 前11味水煎取汁，加入大米煮成稀稠粥即成。每天1剂，分2次服食。

功效： 疏肝理气，活血通脉，解郁降压。

薏米柴胡白术粥

原料： 薏苡仁30克，白术20克，柴胡10克，白芍、木瓜各9克，调味品适量。

制法： 将白术、柴胡、白芍、木瓜择净后，放入砂锅，加水适量，浸泡30分钟，煎煮取汁。薏苡仁洗净后下锅，加少量水，上火烧粥，水开时加入药汁，小火煮30分钟，加入调味品即可服用。

功效： 理气疏肝、和胃抗癌。适用于肝胃不和型肝癌。症见胃脘胀满，时时隐痛，窜及两肋，呃逆呕吐。

五香参肚卷

原料： 猪肚1个，升麻4克，砂仁10克，炒枳壳20克，党参25克，柴胡4克，胡椒面5克，五香粉30克，醪糟汁30克，蒜末、姜末各10克，精盐8克，味精2克。

制法： 将猪肚整治洗净，用刀剖开切成大方片。升麻、柴胡、枳壳、砂仁、党参分别择净烘干，研成细末混匀。加盐、五香粉、胡椒面、味精、蒜末、姜末及醪糟汁调拌均匀，抹于猪肚片上。将肚片从内向外裹紧成卷，用麻绳均匀地捆扎好，挂在通风处风干或炕干。吃时入笼蒸熟，晾凉，切成圆片形即可食用。

功效： 益脾胃，升清气。用于治疗中气虚弱或气虚下陷等引起的短气，脘腹胀满，食少纳呆，厌食呕吐，神疲乏力，食少便溏等。

柴胡二皮蜜饮

原料： 柴胡10克，青皮6克，陈皮12克，蜂蜜30毫升。

制法：将柴胡、青皮、陈皮用冷水浸泡 20 分钟后入锅，加适量水，煎煮 30 分钟，去渣取汁，待药汁转温后调入蜂蜜即成。上下午分服。

功效：疏肝理气，解郁。适用于肝郁气滞型急性无黄疸型肝炎的辅助治疗。

茵苓柴胡鸡蛋方

原料：茵陈 15 克，白茅根 18 克，柴胡 5 克，鸡蛋 100 克。

制法：将上 4 味料冲洗干净同置锅内加适量清水煮沸至蛋熟，除去药渣和蛋壳，再将鸡蛋入药汁中煮 5 分钟即成。每天 1 剂，分次早晚喝汤吃蛋，连用 5 天。

功效：清热利湿，滋阴达表。茵陈、白茅根、柴胡与鸡蛋同煮食，适宜用于湿热蕴结、热重于湿型急性黄疸型肝炎。

白茅根

俗称茅草根，为禾本科植物白茅的根茎。

性味归经：味甘，性寒。归肺、胃、膀胱经。

功效主治：清热生津，利水消肿，凉血止血。《本草纲目》中说它"止黄疸"，《本草正义》也认为，白茅根"通利小水，导瘀热之黄疸"。

用于治疗湿热型黄疸，效果良好。《补缺肘后方》写道："治黄疸、谷疸、酒疸、女疸、黄汗：生茅根一把，细切，以猪肉 500 克，合作羹，尽啜食之"。张锡纯先生主张用鲜白茅根，他在《医学衷中参西录》写道："白茅根必用鲜者，其效方著。春前秋后剖用之味甘，至生苗盛茂时，味即不甘，用之亦有效验，远胜干者。"

对急性传染性黄疸肝炎，尤其是阳黄者更宜。曾有报道：单用白茅根水煎服，治疗急性黄疸型传染性肝炎 28 例，结果黄疸指数平均 20 天均有好转。

用法用量

煎汤，10～30 克，鲜品 30～60 克；或捣汁。茅根性寒，故平素脾胃虚寒，腹泻便溏之人忌食。

二鲜饮

原料：鲜藕、鲜茅根各 120 克。

制法：将鲜藕、鲜茅根洗净，茅根切碎，鲜藕切成片，同放入砂锅中，加适量清水，大火煮沸，小火煮 30 分钟即可。上下午分次服用。

功效：清热解毒，利湿养阴。藕与白茅根两者鲜用，清热利湿，退热养阴；适宜用于肝胆湿热型慢性肝炎患者。

金针白茅饮

原料：黄花菜 100 克，白茅根 50 克。

制法：黄花菜、白茅根加水 200 毫升，煎服。代茶饮。

功效：清热利尿，凉血止血。适宜用于肝硬化及出血、咯血、尿血等症。

白板西瓜饮

原料：白茅根、板蓝根各 30 克，西瓜瓤 500 克，白糖 20 克。

制法：将板蓝根、白茅根洗净；放入锅内，加入清水 200 毫升；置大火上烧沸，再用小火煎煮 25 分钟，去渣留药液；西瓜瓤绞取汁液，与药液混匀即成。每天 2 次，每次服 150 毫升。

功效：生津止渴，清热解毒。适宜用于急性病毒性肝炎，热毒内陷患者高热时饮用。

白茅根炖甲鱼

原料：甲鱼 1 只（约 500 克），白茅根 30 克。

制法：将甲鱼洗净，煮熟去壳；与洗净的白茅根同炖至甲鱼肉烂熟。佐餐食用。

功效：滋阴清热，养血安神。用于慢性肝炎属阴虚有热者，以及脂肪肝、肝癌等伴营养缺乏者。

芦 根

性味归经：甘，寒。归肺、胃经。

功效主治：清热生津，除烦止呕。

本品甘寒质轻，既能清透肺胃气分实热，又能养阴生津，止渴除烦，治热病伤津，烦热口渴，常与天花粉、麦冬等配伍。

本品能清泄胃热而降逆止呕，常与竹茹、姜汁等同用，如芦根饮。

肝病食疗药膳

用法用量

　　煎服，干品 15～30 克，鲜品 30～60 克。鲜芦根清热生津、利尿之效佳。脾胃虚寒者忌服。

 扁豆薏苡仁粥

　　原料：扁豆、冬瓜子仁各 20 克，薏苡仁、芦根各 30 克，粳米 100 克。

　　制法：将芦根、冬瓜子仁洗净，用冷水浸泡 30 分钟，入锅，加适量清水，煎煮 30 分钟，去渣取汁，与淘洗干净的粳米、扁豆、薏苡仁同入锅中，用小火煮成稠粥。早晚分次食用。

　　功效：健脾利湿。适宜用于湿阻脾胃型急性无黄疸型肝炎患者食用。扁豆既可补脾胃而化湿浊，又可清暑热而止吐泻。薏苡仁具有健脾益气、渗利水湿的功效。芦根具有清胃止呕、清热生津的功效。冬瓜子具有清肺热、化痰、排脓、利湿的功效。粳米补中益气。

 清热化湿茶

　　原料：鲜芦根 90 克，竹茹 5 克，焦山楂、炒谷芽各 9 克，橘红 4 克，霜桑叶 10 克，冰糖适量。

　　制法：将上述药物洗净，同放入锅中，加适量水煮沸；然后去渣取汁即可。代茶饮用，可连续冲泡 3 次，当天饮完。

　　功效：清热利湿，调和脾胃。适宜用于肝胆湿热型慢性肝炎，尤其适用于痰浊较盛的患者。本方药物较多，重用清热生津利尿的芦根，配伍清热利湿化痰的竹茹、桑叶，化痰的橘络；再用焦山楂、炒谷芽调理中焦，缓和药性，共同达到清热利湿的效果；适宜用于肝胆湿热型慢性肝炎兼痰邪较盛的患者。

 芦根蜜膏

　　原料：鲜芦根 500 克，蜂蜜 500 克。

　　制法：将鲜芦根洗净，放入大砂锅中，加水 5 000 毫升，浸泡半小时。先用武火将药煮沸，然后用文火煎煮 1.5 小时，滤出药液。药渣再加水约 3 500 毫升，煎煮 50 分钟，滤取药液。将前者药液混合后，用小火浓缩至 700 毫升左右，加入蜂蜜，收膏即可服用。

吃法：每日 3 次，每次 30 克，饭前半小时温开水冲服。

功效：养阴清热，润肠通便。适用于肝炎患者肠燥内热便秘，症见大便干结、口干口臭、心烦口渴。

栀 子

性味归经：苦，寒。归心、肝、肺、胃、三焦经。

功效主治：泻火除烦，清热利湿，凉血解毒，消肿止痛。

本品苦寒清降，长于清泄三焦之火。热毒炽盛者，常与黄芩、黄连配伍，即著名方剂"黄连解毒汤"。

本品能清利肝胆湿热而退黄疸。入心肝，走血分，又能清血分热而凉血止血。

现代研究显示栀子含栀子素、栀子苷、去羟栀子苷等；煎剂及醇提取液有利胆作用，能促进胆汁分泌，并能降低血中胆红素，可促进血液中胆红素迅速排泄。

用法用量

煎服，3～10 克。栀子皮（果皮）偏于达表而去肌肤之热；栀子仁（种子）偏于走里而清里热。生用走气分而泻火；炒黑则入血分而止血。苦寒伤胃，脾虚便溏者不宜用。

栀子配淡豆豉：两药合用，清散郁热除烦力强，治温病初起胸中烦闷及虚烦不眠。

栀子配茵陈：两药合用，清热利湿退黄力强，尤宜于治湿热黄疸。

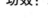 干烧冬笋

原料：冬笋 300 克，枸杞子 10 克，麦冬 10 克，鲜菊花 5 克，生栀子 2 克，料酒、酱油、白糖、味精、清汤适量。

制法：将冬笋切成棱形块，入油锅低温炸成金黄色，捞出控油，再放一空锅中，放入清汤、调料和上述 4 种中药材；旺火烧开后移至小火，至卤汁干，即可。

功效：利胆清肝。适于慢性肝炎和胆石症排石治疗。

栀子竹茹汤

原料：山栀9克，陈皮6克，竹茹5克。

制法：水煎，去渣，加姜汁冲服。

功效：清热和胃，化湿止呕。适于肝胆病湿热熏蒸中焦，需除胃热化痰湿的患者。

淡竹叶

淡竹叶又名苦竹叶、竹叶卷心、鲜竹叶等，为禾本科植物淡竹叶的干燥茎叶；四季可采，亦可鲜用。

性味归经：甘、淡，寒。归心、胃、小肠经。功效清热除烦，通利小便。

本品甘寒，长于清心泄热，除烦止渴。治热病津伤、心烦口渴，常配石膏、芦根等，或与黄芩、知母等同用，如淡竹叶汤。

用法用量

煎服，10~15克。

竹叶不宜久煎，入药、入食以鲜品为佳；煮粥时宜稀薄，不要稠厚；竹叶粥是寒凉类药粥，脾胃虚寒、大便溏薄、阴虚发热者不宜选用。

竹叶蜂蜜饮

原料：竹叶5克，蜂蜜50克。

制法：竹叶放入保温杯，冲入沸水，焖泡10分钟。加入蜂蜜，即可饮用。

吃法：每日1剂，当茶喝。

功效：清热泻火。竹叶有清热除烦，生津利尿之功，治热病烦渴，口舌生疮。

竹叶石膏扁豆粥

原料：竹叶鲜品30克，生石膏50克，扁豆20克，荷蒂1个，粳米100克。

制法：将鲜竹叶，生石膏，扁豆，荷蒂4味加水1 000毫升，煎20分钟后，去渣取汁。将粳米放入药汁中，煮成稀粥。

功效：消炎清热。用于急慢性肝炎，火热上炎之证。

蒲公英

蒲公英又名婆婆丁、黄花地丁，为常用中药材，其营养成分极为丰富。

性味归经：蒲公英性寒、味甘苦，入肝、胃经。

功效主治：具有清热解毒、清肝明目、消肿散结、利湿退黄、利胆缓泻之功效。用于肝经风热，目赤肿痛、常与野菊花、黄连配伍。现代医学研究证实，蒲公英含蒲公英甾醇、胆碱、菊糖等，对许多病菌都有杀灭作用。

用法用量

干品可代茶饮，常用量可与一般泡茶量相当。鲜品入菜，与一般蔬食用量相当。但脾胃虚寒，及有寒邪病证者忌用。

蒲公英地丁绿豆汤

原料：蒲公英30克，紫花地丁20克，绿豆60克。

制法：将蒲公英、紫花地丁洗净，切碎，入锅，煎煮30分钟，去渣取汁500毫升，与洗净的绿豆同入锅中，用小火煮至绿豆熟烂即成。早晚分次食用。

功效：健脾利湿。适宜用于湿阻脾胃型、急性无黄疸型肝炎患者。蒲公英长于清热解毒除湿；紫花地丁有一定的清热及消炎作用；绿豆清热解毒。3味同煮，共奏健脾利湿的功效。

蒲公英薏苡仁粥

原料：蒲公英30克，薏苡仁20克，粳米60克，精盐、味精各适量。

制法：将蒲公英洗净，切碎，入锅水煎，去渣取汁；再将薏苡仁、粳米洗净，加入药汁，用小火煮成稀粥；加入精盐、味精即成。早晚分次食用。

功效：清热利胆。适宜用于胃火较重的急性黄疸型肝炎患者。蒲公英既能清热消炎解毒，又能利胆去湿退黄，然而其味苦而性寒，易于伤胃，故配以薏苡仁、粳米煲粥，既可提味，又可护胃。

蒲公英三鲜汤

原料：蒲公英嫩叶，水发海参，水发鱿鱼，虾仁各25克，精盐、葱花、姜片、味精、香油各适量。

制法：将蒲公英嫩叶洗净，控干水分。水发海参、水发鱿鱼均切成丝。虾仁剔去沙线洗净。炒勺放中火上，加水，投入葱花、姜片烧开，放入海参丝、鱿鱼丝、虾仁，烧沸后撇去浮沫，加入精盐，再将蒲公英嫩叶放入。当再次沸起时，离火，撒上味精，淋上香油，盛到汤碗中即成。

功效：清热解毒，消痈散结。适用于火热上炎的肝炎、胆囊炎等病症。

 蒲公英粥

原料：蒲公英 30 克（鲜品 60 克），粳米 60 克，白糖适量。

制法：将蒲公英洗净，放砂锅中，加水，去渣取汁。先后 2 次，将 2 次汁液合在一起，备用。将粳米淘洗干净，与以上药汁一同下入锅内，加水。武火烧沸，文火慢炖，煮成稀粥，加白糖搅匀即可食用。

功效：清热解毒，利胆去湿。适用于热毒型急性胆囊炎。蒲公英是中医常用的清热解毒药，因为它有良好的抗感染作用，现已广泛应用于临床各科多种感染性炎症，胆囊炎就是其中之一。蒲公英由于苦寒太过，易于伤胃，故配以粳米，熬成稀粥，加上白糖，既可提味，又可护胃；既清热利胆，有不伤胃气，恰到好处。

白花蛇舌草

又叫蛇舌草、二叶葎、竹叶菜、蛇利草。

性味归经：微苦，甘，性寒。入胃、大肠、小肠经。

功效主治：功能解毒消痈，清热利湿。用于湿热黄疸，热淋涩痛，小便不利。

白花蛇舌草是常用的抗癌药。《泉州本草》记载："清热散瘀，清痈解毒。治痈疽疮疡，瘰疬。"现代药学研究证明，白花蛇舌草能增强机体的免疫力，抑制肿瘤细胞生长的作用；对绿脓杆菌、金黄色葡萄球菌、肺炎球菌、痢疾杆菌等致病菌有抑制作用。

白花蛇舌草在体外（相当生药 6 克/毫升）对急性淋巴型、粒细胞型、单核细胞型以及慢性粒细胞型的白血病细胞有较强的抑制作用。临床报道指出，白花蛇舌草煎剂加蜂蜜，可以治疗黄疸。有人曾用 100% 白花蛇舌草针剂肌内注射，每次 2 毫升，每日 3 次，治疗子宫颈癌、胃癌、肝癌各 1 例，病情均有不同程度地改善。

用法用量

水煎服，10～20 克。

白花蛇舌草蜜露

原料：白花蛇舌草 125 克，蜂蜜 250 毫升。

制法：将白花蛇舌草洗净，水煎，去渣取汁；药汁放入瓷盆内，加盖小火隔水炖 1 小时；冷却后加蜂蜜搅匀备用。开水送服，每次 20 毫升，每天 2 次。

功效：清热解毒，利水去湿。适宜用于急性黄疸型肝炎患者食用。白花蛇舌草功能清热解毒、利尿去湿、善治黄疸。蜂蜜能清热解毒、补虚润燥。二者相配，消炎抗菌力更优，清热解毒、利尿去湿的作用更佳。

蛇草薏苡仁粥

原料：白花蛇舌草 80 克，菱粉、薏苡仁各 50 克。

制法：将白花蛇舌草洗净加水 1500 毫升，急火煮开改小火煎 15 分钟，去渣取汁，加苡仁煮至苡仁裂开，再加菱粉煮熟即可。分数次温热食用。

功效：清热解毒，健脾利水。适宜用于水湿内阻者。

加味鳖甲饮

原料：白花蛇舌草 30 克，鳖甲 30 克，桃仁 9 克，红花 6 克，白糖适量。

制法：将上述 4 味中药一同放入砂锅中，先后煎煮 2 次，煎成后滤出。将 2 次滤液合在一起，加入白糖调味即可饮用。

功效：活血化瘀。适合于气滞血瘀型原发性肝癌的辅助治疗。白花蛇舌草是常用的抗癌药，《泉州本草》记载："清热散瘀，清痈解毒。治痈疽疮疡，瘰疬。"鳖甲软坚化结、滋阴潜阳，又有一定的抗癌作用。桃仁、红花活血化瘀。

紫 草

性味归经：味甘，性寒。归心、肝经。

功效主治：凉血活血，解毒透疹。

紫草可有效地防止四氯化碳引起的血清 SALT 活力加强和减少血清胆红素含量,具有抗肝细胞损伤、保肝、恢复肝功能的作用。

用法用量

煎服,5~10 克。外用适量,熬膏或用植物油浸泡涂擦。本品有滑肠作用,脾胃虚,便滑者忌用。

紫草红花粥

原料:紫草 24 克,桃仁、法夏各 18 克,赤芍、当归各 15 克,红花、川芎、橘红各 10 克,大米 100 克。

制法:前 8 味水煎取汁,放入大米煮成稀稠粥即可。每天 1 剂,分 2 次服食。

功效:活血化瘀,清热利肝。适合于瘀血化热型肝病患者食用。

紫草绿豆汤

原料:紫草 15 克,绿豆 30 克,白糖少许,清水适量。

制法:将紫草加水煎汤,煮沸 10 分钟滤去头汁,再加水煎沸 15 分钟,滤取二汁。将头汁、二汁混合,放入绿豆同煎煮,待绿豆熟烂时,加白糖少许调味。

功效:解毒凉血,活血透邪。用于急慢性肝炎、胆囊炎。

紫草猪骨汤

原料:紫草 30 克,猪骨 200 克,鸡蛋 4 个,肉汤 500 克,酱油,细盐,味精各少许。

制法:将猪骨砸开,与紫草同煎 40 分钟,去渣留汁成紫草、猪骨汁。将肉汤与紫草猪骨汁混合后滚沸 5 分钟,将鸡蛋逐个打破后下入锅内。待鸡蛋熟后,加入酱油、细盐、味精等调味即成。

功效:凉血祛热,滋补肝肾。

垂盆草

性味归经:甘、淡、微酸,味微寒。归心、肝、胆经。

功效主治:有利湿退黄,清热解毒的功效。

垂盆草具有明显降低血清丙氨酸氨基转移酶作用，作用迅速而持久。用于急性肝炎、迁延性肝炎及慢性肝炎活动期。另有报道，垂盆草能抑制炎性渗出，减少肝细胞损伤，从而使乙型肝炎感染模型的血清谷丙转氨酶下降，并能使球蛋白、脂肪变性及纤维化程度降低。

用法用量

15～30 克，煎汤代茶饮，每天 1 次。适用于慢性活动性乙肝，氨基转移酶升高者。

 垂盆草番茄汁

原料：新鲜垂盆草 500 克，成熟鲜番茄 1 000 克，白糖适量。

制法：将新鲜垂盆草择洗干净，放入温开水中浸泡片刻，取出，切碎。即投入捣搅机中，搅压成浆汁，用洁净纱布过滤，收取汁液，备用。将新鲜番茄择洗干净，以同样的方式收取汁液。将番茄汁放入锅中加热煮沸，离火，加白糖，待其温热时，对入垂盆草汁液，搅拌均匀即可饮用。每日分 3 次服用；亦可当做饮料，随意饮用，当日喝完。

功效：清热解毒、利湿护肝。

 垂盆草橘皮汁

原料：鲜垂盆草 200 克，鲜橘皮 50 克。

制法：将鲜垂盆草、鲜橘皮洗净；同放入温开水中浸泡 10 分钟，捞出后捣烂取汁即成。早晚分次食用。

功效：清热化湿。适宜用于肝胆湿热型慢性肝炎患者。

 垂盆草田螺汤

原料：垂盆草 30 克，郁金、佛手、生姜各 10 克，金钱草 12 克，田螺150 克，大枣 40 克，精盐适量。

制法：将田螺用清水静养半天以去泥沙，捶碎螺壳，取出螺肉；其他药材、食材洗净，生姜拍烂，备用；全部用料放入锅内，加适量水，小火煮 2 小时，加精盐调即成。当天饮用。

功效：清热利湿，理气止痛。尤适于湿阻脾胃型急性无黄疸型肝炎兼有胁痛者。

肝病食疗药膳

荷　叶

为睡莲科植物莲的叶。

性味归经：味甘涩，性凉，无毒。

功效主治：归心、肝、脾经。能清热解暑、升发清阳，凉血止血。可治疗暑热烦渴、暑湿泄泻、脾虚泄泻、血热吐衄、便血、崩漏、产瘀等病症。

本品含有莲碱、荷叶碱、原荷叶碱、莲苷、酒石酸、柠檬酸、苹果酸、葡萄糖酸、草酸、琥珀酸等。现代药理研究发现，荷叶具有解热、抑菌、解痉作用，对腹泻、水肿、漆疮等均有一定疗效。

用法用量

干品可代茶饮或入菜、入汤，常用量可与一般泡茶量加倍使用。鲜品入菜，与一般蔬食用量相当。

加味山药丁

原料：山药60克，荷叶30克，决明子15克，枸杞子10克。

制法：山药去皮，切成小丁，待用。荷叶洗净切碎，与决明子一起水煎取汁，加入枸杞子煮沸，放入山药丁煮熟即成。每天1剂，分早晚2次服食。

功效：补益肝肾，滋润血脉。适用于肝火上炎、肝阳上亢诸证。

白术苡仁饭

原料：土炒白术25克，苡仁50克，炒枳壳15克，粳米250克，荷叶1张，调料适量。

制法：将米蒸成饭。荷叶铺于蒸笼上，其上放药物，再上放米饭，加油、精盐适量，同蒸约30分钟。吃米饭及苡仁。

功效：补气健脾，开胃消食，化湿利水。适宜用于肝胆病水湿内阻者。

山楂荷叶薏米汤

原料：山楂30克，荷叶30克，薏米60克，葱白30克。

制法：将上述4味中药一起放入锅中，加水适量，煎煮为汤。每日1剂，代茶频饮。

功效：活血化瘀，健脾祛湿，清热解毒。

西　瓜

性味归经：甘，寒。归胃、心、膀胱经。

功效主治：清热解暑，除烦止渴，利小便。主治暑热或温热病，热盛伤津，心烦口渴，心火上炎，口舌生疮，湿热蕴结，小便短赤。

用法：生食，绞汁，煎汤服。

禁忌：脾胃虚寒者不宜。

成分：含瓜氨酸、丙酸、丙氨酸、谷氨酸、精氨酸、磷酸、苹果酸、乙二醇、腺嘌呤、果糖、葡萄糖、蔗糖、维生素 C 等。

药理作用：有明显的利尿作用。

竹笋瓜皮鲤鱼汤

原料：鲤鱼 1 条（约 750 克），鲜竹笋 500 克，西瓜皮 500 克，眉豆 60 克，生姜、大枣适量，调味品适量。

制法：竹笋削去硬壳，再削老皮，切片，水浸 1 天。鲤鱼去鳃、内脏（不去鳞）洗净。眉豆、西瓜皮、生姜、大枣（去核）洗净。把全部材料放入开水锅内，武火煮沸后，文火煲 2 小时，调味供用。

功效：祛湿降浊，健脾利水。适用于湿浊内盛型肝胆炎症，以及高脂血症、脂肪肝等。

四果桂花饮

原料：西瓜、菠萝、荔枝各 60 克，白糖 60 克，桂花 3 克，橘子瓣 60 克。

制法：将西瓜洗净，在 1/4 处将顶端切下，挖出瓜瓤，在瓜皮上刻成花纹；将西瓜瓤去籽、切丁，菠萝、荔枝也切丁；锅上火，放入清水，加入白糖煮开，撇去浮沫，下入桂花，晾凉，放入冰箱，略冰片刻；将西瓜丁、菠萝丁、橘子瓣、荔枝丁装在西瓜壳内浇上冰好的白糖水，最后将西瓜壳放在刻好的西瓜座上即可。

功效：清热理气。适用于肝阳上亢烦躁口渴。

西瓜皮汤

原料：西瓜皮 250 克，植物油、精盐、味精、酱油、淀粉、香油各适量。

制法：将西瓜皮洗净，切成细丝。净锅上火，放植物油适量，待油 7 成热时，将西瓜皮丝放入翻炒至色变深，加入酱油、精盐、味精，并加水适量，滚沸 5 ~ 7 分钟，用湿淀粉适量加入汤中，起锅后滴香油数滴即成。每天 1 次。

功效：清热利水，活血止痛。适宜用于肝硬化水肿、黄疸等症。

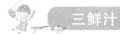
三鲜汁

原料：西瓜、番茄、黄瓜各 500 克，白糖 30 克。

制法：将西瓜切开，取瓤，去籽；番茄用水洗净，去皮；黄瓜去皮、籽，洗净，切丝，共装入纱布袋内，绞取汁液，待用。把汁液内加入白糖拌匀即成。代茶饮用。

功效：清热利湿，生津止渴，利尿解毒。适宜用于肝炎兼高血压的患者。

西瓜皮绿豆小米粥

原料：西瓜皮 100 克，绿豆 10 克，小米 20 克。

制法：西瓜皮切丁。锅加水，下绿豆，煮开，泼冷水，再煮开，放西瓜皮和小米，一同煮成粥。

功效：清热解毒，利水祛湿。适用于肝硬化腹水、黄疸型肝炎、胆囊炎等。

西红柿

性味归经：甘、酸，凉。归胃、肝经。

功效主治：清热生津，养阴凉血。主治热伤胃阴，咽干烦渴，肝阴不足，目昏眼干，夜盲，阴虚血热，衄血，牙龈出血。

用法：生食、绞汁、煮汤。外用，涂搽。

禁忌：急性肠炎、菌痢、溃疡活动期患者不宜。未完全成熟的番茄含番茄碱，若短时内大量食入可中毒。

成分：含糖类、蛋白质、脂肪、维生素（B_1、B_2、C）、苹果酸、柠檬酸、番茄素、番茄碱、草酸。

药理作用：①软化血管；②促进钙、铁等元素吸收，对肠道黏膜有收敛作用；③消炎利尿；④能阻止风湿病和痛风病患者的钙质沉淀，加速病愈；

⑤抑菌作用；⑥美容作用。

 番茄荸荠饮

原料：荸荠、番茄各 200 克，白糖 30 克。

制法：将荸荠洗净，去皮，切碎，绞取汁液；番茄洗净，切碎，绞取汁液；合并番茄、荸荠的汁液，加入白糖搅匀即成。每天 2 次，每次 100 毫升。

功效：清热利湿，补中和血，益气生津，宽肠通便。适宜用于肝炎，见有二便不通、高血压等症的患者。

 茯苓红花鸡蛋面

原料：茯苓、熟火腿肉、番茄各 30 克，植物油 30 毫升，红花 6 克，挂面、鸡蛋各 50 克，姜、葱各 10 克，精盐 3 克。

制法：将茯苓烘干，打成细粉；红花洗净；葱切段，姜切片，熟火腿切薄片，再切成小颗粒；鸡蛋打入碗内调匀；番茄洗净、切碎。炒锅放在大火上烧热，加入植物油；烧至六成热时，加入姜、葱爆香，放入鸡蛋、番茄、火腿丁、红花；加入鸡汤或清水 300 毫升煮熟。茯苓粉用少许水调匀，代生粉放入锅内勾芡后起锅待用；锅内注入清水 600 毫升，置大火上烧沸，放入挂面煮熟；盛入碗中，加入鸡蛋、番茄、盐拌匀即成。

功效：活血祛瘀，利水渗湿，宁心安神。适宜用于慢性肝炎，伴有血瘀，湿热，水肿，心悸，小便不利等患者食用。

 番茄刀豆汤

原料：番茄 100 克，嫩刀豆 25 克，精盐适量。

制法：番茄用沸水烫一下，去皮，去籽，切块。刀豆去筋丝，切段，下沸水锅中焯熟捞出，沥净水分，同番茄块一同装入碗，加入烧开的汤，撒少许精盐。

功效：清肝利胆，通肠腑，祛邪热。调整免疫。

 番茄山楂陈皮羹

原料：成熟番茄 200 克，山楂 30 克，陈皮 10 克，湿淀粉适量。

制法：将山楂、陈皮分别洗净，山楂切成片（去籽），陈皮切碎，同放入

肝病食疗药膳

碗中备用。将成熟番茄放入温水中浸泡片刻，反复洗净，连皮切碎，剁成番茄糊，待用。砂锅中加清水适量，调入山楂、陈皮，中火煨煮20分钟，加番茄糊，拌匀，改用小火煨煮10分钟，以湿淀粉匀兑成羹即成。早、晚分服。

功效：养血健脾消食

 豆豉田螺汤

原料：淡豆豉30克，植物油30毫升，田螺肉、番茄各100克，白糖10克，姜、葱、精盐各5克。

制法：将淡豆豉洗净；田螺用清水漂去泥，洗净，切片；番茄洗净，切片；姜切片，葱切段。把锅置大火上烧热，加入植物油，烧六成热时，加入姜、葱、爆香，放入田螺、精盐、糖，注入清水600毫升，用大火烧沸，加入番茄，煮8分钟即成。每天1次，吃田螺50克，随意吃番茄喝汤。

功效：清热解毒，补益气血。适宜用于急性黄疸型肝炎体弱血虚患者。

绿 豆

性味归经：甘，凉。归心、胃经。

功效主治：清热解毒，止渴利尿。主治热病或暑热所致的心烦口渴，小便不利，也用治热淋，暑热，泻痢，水肿，消渴等。此外，尚可主治服巴豆、附子等热药引起的中毒反应。

用法：煎汤，一般用量15~30克；研末或生研绞汁。外用：研末调敷。

禁忌：脾胃虚寒者不宜。

成分：含蛋白质、脂肪、碳水化合物、钙、磷、铁、胡萝卜素、维生素B_1、维生素B_2。

药理作用：有抑菌、抗病毒、利尿、消肿作用。

 银花甘草绿豆羹

原料：金银花30克，甘草5克，绿豆100克。

制法：将金银花、甘草洗净；同放入锅内，加水适量煎煮，过滤取汁；以汁煮绿豆成羹。早晚分次食用。

功效：清热化湿。适宜用于治疗慢性迁延性及慢性活动性肝炎患者。金银花清热解毒，具有抗菌及抗病毒、增强免疫功能、抗炎、降血脂等作用；

甘草性平，味甘，解毒缓急，补脾益气；绿豆为甘寒清解之品，能清心解毒，又解药毒。

猪胆绿豆丸

原料： 鲜猪胆 4 个，绿豆粉 500 克。

制法： 将鲜猪胆与绿豆粉拌和为丸。每天 3 次，每次服 9 克。

功效： 清热解毒。

二豆饭

原料： 赤小豆、绿豆各 50 克，粳米 200 克。

制法： 将赤小豆、绿豆除去杂质，淘洗干净，用清水浸泡 2 小时；粳米淘净，待用；再将粳米、赤小豆、绿豆同放锅内，加入清水 300 毫升，煮 30 分钟后，加入粳米，用小火焖熟即成。每天 3 次，每次 100 克。

功效： 利水除湿，消肿解毒。适宜用于急性黄疸型肝炎患者食用。

肝病食疗药膳

二豆鲤鱼汤

原料： 赤小豆、绿豆各 50 克，鲤鱼 300 克，姜 10 克，精盐 5 克。

制法： 将赤小豆、绿豆洗净，去杂质；鲤鱼洗净，去鳃、鳞及内脏；姜拍松；赤小豆、绿豆用温水浸泡 4 小时后，放入炖锅内，加水 500 毫升，放入姜，用大火烧沸，小火炖煮 30 分钟后，加入鲤鱼，再炖煮 20 分钟加盐调味即成。每天 2 次。

功效： 利水除湿，消肿清热。适宜用于急性黄疸型肝炎患者食用。

冬瓜三豆汤

原料： 冬瓜 250 克，赤小豆 100 克，绿豆 60 克，扁豆 30 克，精盐 1 克。

制法： 将冬瓜洗净，去皮切片；与洗净的赤小豆、绿豆、扁豆同放入锅中；加适量清水，用小火煮至三豆熟烂，调入精盐即成。早晚分次食用。

功效： 健脾利湿。适宜用于急性无黄疸型肝炎兼有水肿、口渴患者食用。冬瓜能利尿，生津，止渴；赤小豆健脾利水、清热除湿；绿豆清热解毒等；扁豆健脾和中、消暑化湿。4 味同煮，共奏健脾利湿的效果。

绿豆芽

性味归经：甘，凉。归脾、胃、三焦经。

功效主治：清暑热，调五脏，通经脉，解诸毒，利尿除湿。主治湿热淤滞，食少体倦，缺乏食欲头晕，饮酒过度。

用法：适量炒、炖或凉拌。

注意事项：制作时与醋共用，可使绿豆芽中所含的蛋白质凝固，又可使所含 B 族维生素不损失，也可除去豆腥味。脾胃虚寒之小儿，不宜多食。

成分：除含有绿豆本身的营养素外，另含有大量维生素 C 及多种氨基酸。

药理作用：①治疗老年及小儿便秘；②治疗坏血病。

香菇面条

原料：面条 100 克，香菇 1 个，嫩黄瓜 20 克，绿豆芽 10 克。

制法：香菇泡发，切丝；嫩黄瓜切薄片。锅加水，下香菇，烧开，煮面条，放黄瓜、绿豆芽、精盐、味精，煮熟，滴 2 滴香油，盛两碗。

功效：益胃消食，理气和中。适用于肝胆病中焦阻滞，或食积不化偏于热性病证者。

豆芽兔肉丝

原料：绿豆芽 300 克，兔肉 120 克，精盐、白糖、酒、生粉、植物油、姜丝、芝麻油各少许。

制法：先将兔肉洗净切丝，并用精盐、白糖、酒、生粉腌制。将绿豆芽去头尾洗净。将炒锅置火上，放入植物油适量，当油烧热时，放入生姜丝、绿豆芽、盐、煸炒至七成熟时，倒入兔肉丝，一起再炒 3 ~ 5 分钟，加盐、味精调味，淋上芝麻油即可。佐餐食用。

功效：补中益气，清热解毒。

芹菜拌银芽

原料：芹菜、绿豆芽各 100 克。

制法：芹菜破开，切段，焯一下。绿豆芽焯一下捞出，和芹菜放在一起，加醋、精盐，拌匀。

功效：降血脂，通肠道，清热泻火。适用于肝炎、胆囊炎属肝胆火热之证者。

 韭菜炒豆芽

原料：韭菜100克，绿豆芽150克，油5克，精盐、味精各适量。

制法：韭菜切段，炒锅注油烧热，放绿豆芽和韭菜一起煸炒，加精盐、味精，翻炒几下。

功效：调肠胃，降血脂，利胆养肝。适用于脂肪肝的预防和治疗。

 凉拌三鲜

原料：绿豆芽100克，菠菜100克，水发木耳50克，香油2克，蒜泥少许，盐、味精适量。

制法：绿豆芽焯一下，放凉水内泡凉，捞出沥去水分。菠菜切段、木耳撕成小片焯一下，凉水泡凉，放入豆芽碗内。与豆芽、木耳、菠菜放一起，拌一下，放入精盐、味精、醋、蒜泥、香油调拌均匀。

功效：降血脂，通肠道，清热泻火。适用于肝炎、胆囊炎属肝胆火热之证者；并可用于脂肪肝治疗和预防。

芹 菜

性味归经：辛、甘，凉。归肝、胃、膀胱经。

功效主治：清热平肝，健胃下气，利小便。主治热病或饮酒过度，烦热口渴；肝热阳亢，头晕目眩，烦热不安，胃热呕逆，缺乏食欲食少，热淋，尿血，尿浊。高血压，高血脂，糖尿病。

用法：煎汤，凉拌，绞汁，炒菜。

禁忌：本品不宜久煎、久炒。皮肤有皮疹或癫疥者忌食。

成分：含蛋白质、脂肪、糖类、胡萝卜素、维生素、粗纤维、钙、磷、铁以及芹菜苷、佛手柑内酯、挥发油、芫荽苷、甘露醇等。有特殊气味。

药理作用：①明显降血压作用；②镇静、抗惊厥作用；③抑菌作用；④避孕作用；⑤美容洁面功效。

肝病食疗药膳

凉拌三色

原料：芹菜 150 克，绿豆芽 50 克，胡萝卜 25 克，香油 2 克，醋 20 克，盐、酱油、蒜泥少许。

制法：芹菜破开切段，胡萝卜切丝，与绿豆芽一起焯一下，拌入调料。

功效：健脾利湿，柔肝调脂。适用于脂肪肝的预防和调理。

辣味芹菜

原料：芹菜 200 克，鲜红辣椒 1 个，香油 2 克，味精、盐各适量。

制法：芹菜切段，开水焯一下，捞出。辣椒切丝，拌入芹菜。放精盐、味精、香油，调匀。

功效：健脾利湿，柔肝调脂。适用于脂肪肝的预防和调理。

芹菜煲大枣

原料：芹菜 400 克，大枣 100 克。

制法：将芹菜洗净切成小段；与大枣同放入砂锅内，加清水适量；大火煮沸，小火煮成汤。佐餐食用，当天吃完。

功效：利尿降压，疏肝利胆。适宜用于慢性肝炎患者肝胆湿热、肝火亢盛所致诸症的饮食调理。芹菜清热利湿，平肝凉血；配伍大枣，既可以防其性寒伤胃，又可以加强补益作用。芹菜含有大量的维生素和纤维素，对癌症患者康复十分有利，最近有实验研究表明，芹菜茎、芹菜叶对癌细胞均有很强的抑制作用。

芹菜粥

原料：芹菜 50 克，粳米 100 克。

制法：先将米加水煮成粥，再加入切碎的芹菜。

功效：防癌、抗癌。

油　菜

性味归经：味甘，性平。归肺、胃、大肠经。性较润滑。

功效主治：清肺止咳，利肠通便。

成分：主含蛋白质、脂肪、糖类、粗纤维、钙、磷、铁和维生素等。

药理作用：能促进肠壁蠕动，帮助消化；防治维生素 C 缺乏病，增强毛细血管强度。

 田螺炒鹌鹑

原料：田螺肉、鹌鹑肉、菜薹各 200 克，鲜草菇 50 克，精盐、料酒、味精、胡椒粉、麻油、白糖、葱段、姜片各适量，淀粉 15 克，猪油 500 克（约耗 100 克），高汤适量，蛋清 1 个。

制法：田螺肉、鹌鹑肉切成 2.4 厘米长、2 厘米宽的长方片，中间用刀划一道缝。将鹌鹑片放入碗内，加蛋清、淀粉、精盐拌匀，然后一片鹌鹑、一片螺肉叠齐。碗内放上高汤，加味精、精盐、白糖、胡椒粉、麻油及淀粉，调制成芡汁；菜薹撕去老皮，洗净切段。锅内放猪油烧至五成熟，放入肉片划散，炸制约 1 分钟，倒入漏勺内沥去油。原锅放火上，放少许油，下菜薹、草菇、姜片、葱段煸透，放肉片，烹入料酒，再倾入料酒颠翻几下，加入适量明油推匀，起锅装盆即可食用。

功效：补虚强身、清热利水、解毒保肝。适用于各型肝炎。本方源于《海鲜野味与祛病健身》。

 香菇油菜

原料：油菜（青菜）500 克，香菇 10 朵，高汤半碗，水淀粉、盐、糖、味精各适量。

制法：青菜洗净切段，香菇浸软去蒂一切为二。炒锅入油先放入香菇炒香，再放入油菜、盐、糖、味精，加入高汤加盖焖 2 分钟，淋水淀粉勾芡装盘。

功效：降脂，抗衰，补血，通便。

 豆芽拌油菜

原料：豆芽 100 克，油菜 100 克，香油 3 克，花椒少许。

制法：将油菜、豆芽放入开水中煮熟捞出，沥去水分，盛入盘中，撒上盐，香油入炒勺，放花椒，烧至冒烟，速浇在菜上。

功效：健脾利湿，柔肝调脂。适用于脂肪肝、肝硬化以及高脂血症。

油菜炒虾仁

原料： 对虾肉 50 克，油菜 250 克，酱油、料酒、淀粉、盐、味精、姜、葱适量。

制法： 将虾肉洗净切成薄片，虾片用酱油、料酒、淀粉拌好；油菜梗叶分开，洗净后切成 3 厘米长段；锅中加入食油，烧热后先下虾片煸几下即起锅，再把油锅熬热加盐，先煸炒油菜梗，再煸油菜叶，至半熟时倒入虾片，并加入佐料姜、葱、盐、味精等，用旺火快炒几下即可起锅装盘。

功效： 滋阴血，利肠胃。可提高机体抗病能力，适用于肝肾阴虚慢性肝炎的饮食调理。

 干贝扒油菜

原料： 干贝 25 克、油菜心 300 克、盐适量、淀粉 1 匙、油 1 大匙、葱 1 段、姜 1 片。

制法： 干贝先用 100 克左右热水泡软。在水中加入葱段和姜片连水放入锅中蒸 1 小时后取出，捞出撕成丝状待用，姜葱捞出不要，汤汁待用。油菜去老叶洗净，锅中放入适量水，烧沸腾加半匙盐，将油菜放入快速氽烫后捞出，过凉水沥干。炒锅烧热下油，油烧至六成热时放入干贝丝稍炒。倒入蒸干贝的汁水。再加入油菜心一起翻炒片刻，加盐调味。将油菜夹出摆盘，锅中汤汁加湿淀粉勾芡收浓，将干贝浓汁浇在菜心上即可。

功效： 滋阴血，利肠胃。可提高机体抗病能力，适用于慢性肝炎、胆囊炎饮食调理。

丝 瓜

性味归经： 甘，凉。归肺、胃、肝经。

功效主治： 清热，化痰，凉血。主治热病发热烦渴，咽喉痛，肺热咳嗽，痰黄稠，血热便血，痔疮出血。

用法： 煎汤、煮食、炒食；外用绞汁、捣涂。

禁忌： 脾胃虚寒，便溏腹泻者不宜。

成分： 含蛋白质、脂肪、淀粉、糖类、维生素、瓜氨酸、皂苷，以及钙、磷、铁等矿物质。

药理作用：①止咳祛痰；②抑菌作用，对肺炎双球菌有抑制作用；③丝瓜藤提取物治慢性气管炎及慢性鼻窦炎；④洁肤、杀菌、美容。

 白果烩丝瓜

原料：丝瓜1条，白果7颗，枸杞适量，姜丝1小匙，香菇2朵，盐适量，橄榄油1/2小匙

制法：丝瓜洗净切块；白果、枸杞洗净；香菇洗净切片备用。热油锅，放入橄榄油爆香姜丝，加入丝瓜、香菇以中火炒约1分钟，加入水30毫升及白果，焖煮至丝瓜熟后，加入枸杞与适量的盐稍煮一下即可。

功效：祛痰湿，通气血。适用于脂肪肝的预防和治疗。

 丝瓜豆腐瘦肉汤

原料：猪瘦肉60克，丝瓜250克，嫩豆腐2块，葱花、盐、五香粉、芡粉、糖各适量。

制法：将丝瓜去皮，切成厚片。豆腐切块。猪瘦肉切成薄片，加精盐、糖、芡粉拌匀。在锅内加清水适量，武火煮沸，先放入豆腐煮沸后，再放入丝瓜、肉片，稍煮，至丝瓜、肉片刚熟，加入葱花、盐、五香粉调味即可。佐餐食用。

功效：益气血，清虚热。适用于肝肾阴虚型的患者。

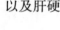 **番茄丝瓜**

原料：番茄400克，丝瓜300克，水发黑木耳20克，精制油、精盐、白糖、味精各适量。

制法：将丝瓜去皮，洗净，切成滚刀块。黑木耳泡发后洗净，番茄洗净，用开水烫后剥皮，切成大小相等的块。烧锅置旺火上，放入精制油烧热后投入切好的丝瓜、番茄翻炒几下，再加入黑木耳略炒一下、用精盐、白糖调味，烧1~2分钟后放味精，即可盛盘。

功效：滋肝益肾，疏肝理气。适用于各种急慢性肝炎、胆囊炎、脂肪肝，以及肝硬化、肝癌的调理养护。

丝瓜豆腐

原料：丝瓜 100 克，豆腐 100 克，番茄 50 克，榨菜 25 克，油 5 克，味精、盐适量。

制法：丝瓜切片；豆腐切块；榨菜切丁；番茄用开水烫过，去皮后切片。锅置火上，注油烧热，下入丝瓜煸炒，放入番茄、榨菜、豆腐和适量开水烧开，焖 2 分钟，加入味精、精盐。

功效：滋肝益肾，疏肝理气。适用于各种急慢性肝炎、胆囊炎、脂肪肝，以及肝硬化、肝癌的调理养护。

黄 瓜

性味归经：甘，凉。归胃、膀胱经。

功效主治：清热止渴，利水消渴。主治胸中烦热，口渴喜饮，水肿，小便不利。

用法：生食、凉拌、煎汤或煮食。

禁忌：脾胃虚寒者不宜。

成分：含丰富营养物质，及丙醇二酸、葡萄糖苷、甘露醇、果糖、木糖、丙氨酸、谷氨酰胺、大量维生素 E。

药理作用：①抑制糖类物质转变为脂肪，可减肥和预防冠心病；②扩张血管，减慢心率，降低胆固醇，降血压；③降血糖；④抗过氧化，抗衰老；⑤预防乙醇中毒；⑥抗癌；⑦美容。

 拌猴头菇

原料：猴头菇 200 克，黄瓜片 50 克，水发黑木耳 25 克，蒜泥 10 克，香油 2 克，醋、味精、盐各适量。

制法：猴头菇切片，与木耳一同入开水焯熟，沥水装入碗内，加黄瓜片、盐、味精、醋、香油、蒜泥，拌匀。

功效：调肠胃，增强人体免疫功能。适用于各型肝炎、胆囊炎患者食用。

黄瓜木耳汤

原料：黄瓜 100 克，木耳 5 克，味精、精盐各适量。

制法：黄瓜切厚块；木耳用温水浸发洗净，摘去硬蒂，沥去水分。锅加水，下黄瓜、木耳，煮沸停火，以味精、精盐调味。

功效：清热、利尿、解毒。适用于肝癌、脂肪肝患者。黄瓜头部含葫芦素，有显著的抗肿瘤作用；黄瓜中的丙醇、乙酸、纤维素等，有降低血胆固醇的作用。

拍黄瓜

原料：黄瓜150克，香油2克，精盐适量。

制法：黄瓜拍扁，切块，加香油、精盐拌匀。

功效：健脾利湿，调脂抑肝。适用于脂肪肝合并高血压病以及高脂血症的患者。同时还对冠心病患者有辅助的调养作用。

辣味黄瓜

原料：黄瓜200克，辣椒油2克，精盐、味精各适量。

制法：黄瓜切条，烫一下，捞出，倒入辣椒油，撒精盐、味精拌匀。

功效：健脾利湿，平肝调脂。

香菜黄瓜

原料：黄瓜150克，香菜50克，小辣椒10克，香油2克，精盐适量。

制法：黄瓜、小辣椒切丁，香菜切段，将黄瓜、小辣椒、香菜放入盘内，加入香油、精盐，拌匀。

功效：健脾利湿，调肝降脂。适用于脂肪肝、高脂血症。

粟　米

性味归经：甘、咸，凉。入肾、脾、胃经。

功效主治：和中，益肾，除热，解毒。主治脾胃虚弱，呕逆少食，消渴口干，烦热，泄泻，小便不利。

用法：煮粥，煎汤。外用，研末撒或熬汁涂。

注意事项：不宜与杏仁同食，恐有吐泻。

成分：含蛋白质、脂肪、淀粉、粗纤维、钙、磷、铁、胡萝卜素等。

药理作用：能抑制金黄色葡萄球菌及大肠杆菌。

陈小米粥

原料：陈小米 50 克，精盐、味精少许，葱花适量。

制法：陈小米洗净，加水适量，上火煮成稀粥，盛入碗内，加精盐、味精、葱花搅拌即成。

功效：开胃健脾。适用于肝病气虚自汗，胃口呆弱，消化不良。

小米面蜂糕

原料：小米面 250 克，面粉 25 克，红小豆 50 克，鲜酵母 5 克。

制法：红小豆煮熟备用。面粉加鲜酵母用温水和成稀面糊，静置。待发酵后，加入小米面和成软面团发好。蒸锅内加水烧开，铺上屉布，放入面团 1/3，用手蘸清水轻轻拍平，将煮熟的小豆撒上 1/2，铺平，再放入剩余的面团 1/2 拍平，将余下的熟小豆放上，铺平，最后将面团全部放入，拍平，旺火蒸 15 分钟，切成 10 块。

功效：益胃消食，理气和中。适用于肝胆病中焦阻滞，或食积不化诸症。

扁豆粟米饭

原料：粟米 100 克，扁豆 50 克，白糖适量。

制法：将粟米、扁豆淘洗后放入锅中，加适量水；大火煮沸，小火煮至米熟即可；食时调入白糖。早晚分次食用。

功效：养脾和胃，益肾补虚。适宜用于慢性肝炎伴脾肾阳虚证、脾胃气虚证。粟米益脾和胃，养肾气，滋阴液；扁豆擅长健脾和胃；与粟米制成饭，补益脾肾作用得更强。

红糖谷糠丸

原料：小米谷糠、红糖各 500 克。

制法：将谷糠放在铁锅内，用小火炒黄，加入红糖，揉匀，搓成 15 克的丸子。将丸子放入碗内，置电冰箱内保存即成。每天 3 次，每次 1 丸，温开水送服。

功效：益肝脾，消腹水。

红糖谷糠蒸黄鸡

原料：红糖、谷糠各150克，黄鸡1只，大蒜10克，姜、葱、精盐各5克。

制法：将鸡宰杀后，去毛、内脏及爪；谷糠碾成细末。将鸡放入沸水锅内焯去血水，放入蒸盆内，加入姜、葱、精盐，将谷糠、红糖放鸡腹内，注入清水300毫升。将蒸盆放入蒸笼内，用大火大气蒸1小时即成。每天1次，每次吃鸡肉50克。

功效：补气血，健肝脾，祛腹水。适宜用于肝硬化腹水者。

地瓜粥

原料：地瓜50克，小米25克。

制法：地瓜去皮切小块，和小米同煮为粥。

功效：补中和血，益气生津，宽肠胃，通便秘。适用于肝病患者肠燥便秘。祛痰化湿法常用的中药材有茯苓、豆蔻、芡实、鸡内金、金钱草、砂仁、茵陈、猪苓、陈皮、玉米须等；常用食材有扁豆、蚕豆、洋葱、紫菜、海蜇、荸荠、白果、枇杷、薏苡仁、赤小豆、田螺肉等。

本类食品具有利湿护肝退黄的作用，与寒性食品配伍适宜于急、慢性黄疸性肝炎，或肝硬化、肝癌出现黄疸属于湿热者；与温性食品配伍则适宜于上述黄疸属于寒湿者。无黄疸，属于湿邪困脾，症见四肢困重、脘腹胀满、大便溏泻、舌苔厚腻等症亦可用之。

肝病食疗药膳

第四章

补气健脾可保肝

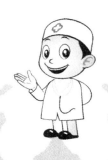

冬虫夏草

为麦角菌科植物冬虫夏草菌的子座及其蝙蝠蛾科昆虫幼虫尸体的复合体。

性味归经：味甘，性温，归肺、肾经。

功效主治：能补虚损，益精气，止咳化痰。

其有效成分主要存在于虫草的子座部分。现代药理研究显示，冬虫夏草具有免疫调节、抗肿瘤、促糖皮质激素和性激素分泌、抗炎、抗纤维化、抗衰老等作用。本品能减轻肝脏的炎性细胞浸润和肝细胞变性坏死，同时能抑制Ⅰ、Ⅱ型胶原在肝内的沉积，使已形成的胶原重新吸收和溶解，有抗肝纤维化作用。临床用于肝炎、肝硬化、肝癌、抑制肿瘤细胞生长、两性性功能不佳、增强心血管功能、增强抵抗力及更年期保健调养等方面有良好的功效。

用法用量

煎服，5～15克。有表邪患者不宜用。该药温和平补，滋补作用好，可作为体质虚弱者平时进补的常用药物。但感冒初起、感染严重、实热亢盛者不宜服用。

虫草洋参鸡汤

原料：西洋参20克，冬虫夏草15克，鸡1只，姜、葱、精盐各5克。

制法：将西洋参润透切片，虫草洗净，用酒浸泡；鸡宰杀后，去毛、内脏及爪，姜切片，葱切段。将鸡放入炖锅内，加入西洋参、虫草于鸡腹内，放入姜、葱、精盐，注入清水1500毫升。将炖锅置大火上烧沸，用小火炖煮1小时即成。每天2次，每次吃鸡肉50克，随意吃西洋参、虫草，喝汤。

功效：生津止渴，补肝益肾。适宜用于肝硬化阳痿，遗精，喘咳短气，腰膝酸软，神疲少食者。

虫草炖老鸭

原料：鸭肉250克，冬虫夏草3克，生姜、精盐、黄酒各适量。

制法：将老鸭肉切成块；与冬虫夏草同放入瓷盅中；加入姜、精盐、黄酒、水，隔水蒸熟即可。佐餐食用，每天1剂，10天为1个疗程。

功效：平补阴阳，利水消肿。适宜用于治疗慢性肝炎肾阳亏虚所致诸症，

肝病食疗药膳

尤其适于慢性肝炎合并阳痿、遗精的患者。

灵 芝

性味归经：灵芝味甘，性平。归心、肝、脾、肺、肾五经。主治虚劳、咳嗽、气喘、失眠、消化不良，恶性肿瘤等。

灵芝可明显降低血胆固醇、脂蛋白和甘油三酯，并能预防动脉粥样硬化斑块的形成。对于粥样硬化斑块已经形成者，则有降低动脉壁胆固醇含量、软化血管、防止进一步损伤的作用。并可改善局部微循环，阻止血小板聚集。通过降脂、保护血管，达到防治脂肪肝的功效。

现代研究指出，灵芝可增强网状内皮系统的吞噬功能，增加白细胞数量，提高机体的非特异性免疫功能；还可提高体内免疫球蛋白 A（IgA）的含量，增强特异性的免疫功能。总后卫生部用人工培养的灵芝丝制成煎液内服，治疗急性传染性肝炎 21 例，治愈 18 例，好转 1 例。与传统的"保肝"药物治疗组相对照，疗效显著为优。

用法用量

煎汤，10 ~ 15 克；研末，3 ~ 6 克。实证慎服。虚者可长服。

灵芝炖乳鸽

原料：灵芝 3 克，乳鸽 1 只，精盐、味精、姜、葱、黄酒各适量。

制法：将乳鸽浸入水中淹死，除去毛和内脏，洗净，放入盅内，加水适量，再加入切成片的灵芝及各种调料。将盅放入锅内，隔水炖熟即成。佐餐食用。

功效：补中益气。适宜用于肝硬化早期患者食用。

灵芝山药乌鱼汤

原料：乌鱼 250 克，灵芝 12 克，山药 30 克，生姜 1 块。

制法：宰杀活鱼，去腮、鳞及内脏，洗净，切段。灵芝浸泡 1 ~ 2 小时，去蒂，掰成小块；山药洗净；生姜洗净、切片。把全部用料一起放入锅内，加清水适量。武火煮沸后，转为文火慢炖 1 ~ 2 小时。然后端锅，调味即可食用。

功效：益阴养肝，健脾补气。本药膳适用于慢性肝炎属脾阴亏虚者，多因肝郁日久，耗伤肝阴，损及脾胃，以至气血虚亏，不能濡养肝脏。灵芝味甘性平，能够健脾益气，养阴和肝，且能提高机体免疫力，有利于肝炎的康复。山药味甘性平，能够补脾益气，益阴和中；补而不燥，滋而不腻，对久病脾虚阴亏者甚为适宜。乌鱼又称黑鲤，肉嫩味鲜，营养价值很高，而且蛋白质又易于消化吸收，是肝病患者的理想饮食。生姜开胃除腥，辅佐以上诸药。本药膳调补肝脾，补气益阴，慢性肝炎脾虚阴亏迁延不愈者，可长期服用。

灵芝银耳羹

原料： 灵芝 10 克，银耳 20 克，冰糖 250 克，鲜樱桃 20 粒，鸡蛋清 1 个，鲜水蜜桃 1 个。

制法： 灵芝洗净，切成薄片，放锅中，先后 2 次煎煮、过滤、取汁，将 2 次滤液兑在一起，备用。银耳入温热水中浸泡 30 分钟，择去根脚、杂质并洗净，再入温热水中发胀捞出。樱桃去核；水蜜桃去皮、核并切成片。蛋清磕入碗中。将锅置火上，加清水 400 毫升，下冰糖溶化，倒入蛋清搅匀。沸时用漏勺除尽浮沫，停火，倾入碗内。在该碗内加入灵芝汁、银耳、樱桃、水蜜桃片，用湿绵纸封住碗口，上笼蒸约 20 分钟，取出翻入盘内即可食用。

功效： 本方源于《养生食疗菜谱》。灵芝与这些食品配伍，共奏滋阴保肝的功效。适用于病毒性肝炎有肝阴亏虚的患者。

人 参

性味归经： 味甘、微苦，性微温。

功效主治： 归心、肺、脾经。有大补元气，补脾益肺，生津，安神的功效。主治慢性病毒性肝炎、慢性肝病血清蛋白异常、肝癌、化疗毒副反应、慢性胆囊炎、胆结石等。

用法用量

入汤剂，5～10 克；用于危重症，剂量可酌增为 15～30 克。宜文火另煎兑服。研末吞服，每次 1.5～2 克。

人参甘而微温，有助火壅滞敛邪之弊，凡骨蒸劳热、血热吐衄、肝阳上

肝病食疗药膳

六、目赤头眩等一切实证、火郁之证均不宜使用。人参反藜芦，畏五灵脂，不宜与莱菔子同用，不宜同吃萝卜或喝茶，以免影响补力。野生者称为"山参"，栽培者称为"园参"，朝鲜产者称为"高丽参"。我国以东北三省产者历史悠久，品质优良。鲜园参用硫黄熏后置阳光下晒干，即为"生晒参"；鲜参蒸制后取出烘干或晒干，即为"红参"；鲜参焯烫浸糖后干燥者称"糖参"或"白参"；鲜山参晒干后即"生晒山参"。

清宫八仙糕

原料： 茯苓、山药、莲子、薏苡仁各 100 克，生晒参 15 克，粳米粉、糯米粉 150 克，砂糖适量。

制法： 将茯苓、人参、山药、莲子、薏苡仁共磨成细粉，与粳米粉、糯米粉、砂糖同加水适量，拌匀。压成米粉饼约 50 块，入蒸笼蒸熟。佐餐食用。

功效： 补肾安神，利水去湿，养血健脾。适宜用于脾胃虚弱、不思饮食等症。

生梨饮

原料： 白参 6 克，梨汁 100 毫升。

制法： 将人参放入碗中，加适量水，然后隔水炖半小时至 1 小时，取出待用；生梨适量粉碎取汁 100 毫升，加入人参液中即可。分 2 次服完，可长期服用。

功效： 补气益脾。适宜用于肝硬化脾肾阳虚型。

人参山鸡片

原料： 鸡脯肉 200 克，鲜白参 10 克，冬笋、黄瓜片各 25 克，鸡蛋清 50 克，精盐、味精、黄酒、芡粉、葱、生姜、香菜梗、鸡汤、植物油、猪油、麻油各适量。

制法： 将鸡脯切成 4 厘米长、1 厘米宽的片；白参洗净斜切成片；葱、姜切成丝；香菜梗切成 2 厘米长的段；鸡片用精盐、味精腌渍 5 分钟，再放入蛋清、芡粉上浆；炒锅内放植物油，烧至五成热时，放鸡片，用炒勺划散，捞出沥去油；用鸡汤、精盐、味精、黄酒兑成汁水；炒锅内放猪油，烧至六成熟时，放葱丝、姜丝、笋片、白参片煸炒，再下黄瓜片、香菜梗、鸡片，烹上兑成的汁水，翻炒数次，淋入麻油即成。当菜佐餐，随意食用。

功效：大补元气。适宜用于肝郁脾虚型慢性肝炎患者，元气不足所致的脏腑功能衰退等证候，表现为气短、懒言、精神疲倦、肢体无力、面色白、舌淡、脉虚弱等。鸡肉有补中益气，益肝明目的作用；加入白参，加强其补益元气的作用。

党　参

性味归经：味甘，性平，归脾、肺经。

功效主治：能补中益气，生津。主治气血不足、劳倦乏力、食少便溏、血虚萎黄、便血、崩漏等病症。

现代研究显示，党参可使巨噬细胞的数量增加，细胞体积增大，吞噬能力增强，提高机体的免疫功能。

用法用量

煎汤，6～15克；或熬膏、入丸、散。生津、养血宜生用；补脾益肺宜炙用。

阴虚阳亢及实邪热盛者忌用。反藜芦。党参属补益之品，适用于体虚者。无病进补或峻补会出现头晕、胸闷、烦躁、口干等不良反应。另外，阴虚火旺、邪气实、表证未解者不宜服用。

五味鹅肉汤

原料：鹅1只（约2000克），熟地黄20克，党参30克，大枣30克，黄芪30克，山药30克，生姜、葱白、胡椒、精盐各适量。

制法：将鹅宰杀去毛及内脏，入开水锅内稍煮5分钟，取出洗净。将上5味药切片装入鹅腹内，用线缝合；放入砂锅内加生姜、葱白、胡椒、精盐；先用旺火煮沸，再用文火炖至烂熟，用味精调味即可。

功效：滋阴养肝，健脾开胃，补中益气。适用于肝病患者脾胃虚弱、中气不足者；也用于肝癌患者的后期恢复。

参芪虾仁粥

原料：党参、黄芪各20克，虾仁50克，粳米100克，黄酒、葱花、生姜末、精盐、味精各适量。

制法：将虾仁洗净，放入热油锅中煸炒；烹入黄酒、葱花、生姜末、精盐、味精，炒至八成熟，盛入碗中备用；将党参、黄芪分别晾干，切成片，同放入砂锅，加水煎煮，用洁净纱布过滤；党参、黄芪勿弃，放入另碗；收取滤汁倒入砂锅；加入淘净粳米，酌加适量清水；大火煮沸后，改小火煨煮成黏稠粥；粥将成调入炒制虾仁拌匀，再煮至沸即成。早晚分服。

功效：温补脾肾，活血化瘀。适宜用于治疗瘀血阻络型慢性肝炎党参既能益脾肺之气，又能补血生津；黄芪益卫固表、利水消肿、托毒生肌，用于肝病治疗，主要取其益气扶正，益气活血；虾仁补肾壮阳；党参、黄芪、虾仁与补中益气的粳米同食，补气作用得以加强，气旺可推动血行，血行则瘀血化。

 黄芪烧鲤鱼

原料：活鲤鱼1尾，黄芪10克，党参6克，水发香菇、冬笋片、白糖各15克，黄酒、精盐、酱油、葱、生姜、蒜、味精、淀粉、植物油、鸡汤、猪油各适量。

制法：将活鲤鱼去鳞鳃及鳍后，剖腹去内脏洗净，在鱼身上划十字刀；水发香菇切成两半；葱、生姜、蒜洗净，切好备用；炒锅用大火烧热，放油烧至六成热，将鲤鱼下锅炸成金黄色，捞出沥去油；炒锅内放猪油、白糖，炒至糖油成枣红色时盛起备用；将鲤鱼、党参、黄芪片同时下炒锅，加黄酒、酱油、葱、生姜、蒜和适量清水，用大火烧沸后，转用小火煨炖，至汤浓鱼熟，将鱼捞入盘内，拣去黄芪片；再将笋片、香菇放入锅内，加鸡汤煮沸，调入盐、味精，用淀粉勾芡，淋上糖油搅匀，浇在鱼上即成。佐餐食用。

功效：养肝补肾，健脾利水。适宜用于肝肾不足兼有湿邪的慢性肝炎患者。鲤鱼利水消肿；另用黄芪、党参健脾益气，增强其利水渗湿的作用。

党参荷叶粥

原料： 党参、鲜荷叶各 10 克，灯心草 5 克，炒扁豆 30 克，粳米 60 克。

制法： 将党参、灯心草、炒扁豆、鲜荷叶、粳米洗净，全部用料同放入砂锅内，加适量清水，用小火煮成粥即成。早晚分次食用。

功效： 清热祛湿，健脾和胃。党参能健脾除湿，与扁豆合用，可增强健脾除湿的功效。灯心草具有清心降火、利尿通淋的作用，常用于湿热黄疸、水肿等病。荷叶能利水渗湿。诸药与粳米合用，既有健脾的作用，又有较强的除湿功效，适宜用于急性肝炎且平素湿邪较重的患者。

党参粟米粥

原料： 扁豆 30 克，党参 10 克，粟米 50 克，麦芽 15 克。

制法： 将扁豆、党参洗净；与麦芽同放入砂锅中，加适量清水；用大火煮开，小火煎 20 分钟，去渣取汁；然后放入淘净的粟米，可酌加适量水，煮粥即可。早晚分次食用。

功效： 健脾暖胃，除湿止泻。用于治疗慢性肝炎患者脾胃虚弱所致的消化不良症。

芪党鸽

原料： 大白鸽 1 只（约 750 克），黄芪 15 克，党参 5 克，淮山药 30 克，猪瘦肉 100 克，精盐、味精各适量。

制法： 将白鸽择洗干净；连同黄芪、党参、淮山药、猪瘦肉同放入砂锅内，加入适量清水；用大火煮沸，再用小火煮 2 小时左右，直至鸽肉熟烂为止；加入精盐、味精，再煮沸即成。当菜佐餐，随意食用。

功效： 补中益气，调和脾胃，固肾益精。适用于肝郁脾虚型慢性肝炎患者，身体虚弱、肾元亏虚、食欲不佳、胃下垂等症。

黄 芪

性味归经： 味甘，性微温，归肺、脾经。

功效主治： 能补气固表，利尿排毒。

现代药理学实验研究证明：黄芪具有抗炎、增强机体免疫的功能，及抗病毒、强心、降压、护肝、利尿和增强记忆等作用。黄芪的抗氧化及稳定肝细胞膜的作用，能促进胆红素代谢，减少肝细胞坏死，促进肝细胞再生。临床用黄芪治疗黄疸型肝炎取得了较满意的效果。

用法用量

煎服，9~30克。蜜炙可增强其补中益气作用。

表实邪盛，气滞湿阻，食积内停，阴虚阳亢，热毒疮肿等均不宜使用。实证、阳证及阴虚阳亢者不宜。黄芪用量过大会引起剧烈腹痛、呕吐。

二黄蒸牛肉

原料： 黄牛肉500克，黄芪30克，熟地15克，当归10克，红枣5枚，米粉、嫩豌豆各100克，香菜、酱油、姜粒、葱花、胡椒面、香油各适量。

制法： 将黄芪、熟地、当归烘干研成末。红枣去核剁成蓉泥；豌豆、牛肉、香菜洗净；牛肉切成片，香菜切成短节；将酱油、姜粒、胡椒面、中药末与牛肉片拌匀，再加入米粉、枣泥、少量鲜汤调拌均匀。用豌豆垫底，牛肉放上面，入笼大火蒸沸后，小火缓缓蒸至牛肉熟透。取出，将酱油、香油兑成汁；先撒上胡椒面、葱花，再淋上味汁即成。佐餐食用。

功效： 温补脾肾。适宜用于肝硬化脾肾阳虚者。

泥煨鲤鱼

原料： 鲤鱼1条（500克左右），黄芪30克，肉桂3克，阿胶、鹿角胶各15克。

制法： 鲤鱼剖腹留鳞，去肠杂、腮，洗净，将黄芪、肉桂、阿胶、鹿角胶填入鱼腹中，用纸将鱼包严，以棉线扎紧，外面糊上一层和匀的黄泥，将其置于烧柴禾的炉灶火灰中煨熟。剥去封泥，揭纸，淡食鱼肉。佐餐食用。

功效： 益肝补脾，温肾养血，利尿消肿。

健胃荞麦茶

原料： 荞麦6克，黄芪15克。

制法： 将荞麦、黄芪，放入600毫升的热水冲泡，盖杯焖10分钟，滤渣取汁。

功效：益中气，健脾胃，消积除胀。此方可改善身体虚弱、盗汗、腹胀食少，可促进脾胃运作、增加食欲。

 巴戟天熟地黄芪汤

原料：巴戟天、熟地、黄芪各 20 克，黑豆 30 克，陈皮 10 克，瘦肉150 克。

制法：加水适量，同煲汤 2～3 小时。汤好后去渣，加适量调味品。

功效：滋补肝肾，调节免疫功能。用于慢性肝炎肝肾阴阳俱不足，免疫功能低下或白蛋白偏低者。

 葫芦黄芪饮

原料：黄芪 20 克，白茅根、葫芦各 10 克。

制法：上述 3 药加水煎服。每天 1 剂，煎 2 次，上、下午分服。

功效：补气利水，清热消肿。适宜用于气虚、水肿伴发热者。

芪蒸鹌鹑

原料：鹌鹑 100 克，黄芪 20 克，生姜 10 克，葱白 5 克，胡椒粉 2 克，精盐 3 克，鸡汤 250 毫升。

制法：将鹌鹑宰杀后沥尽血，褪尽毛，洗净从背部剖开，挖去内脏，斩去爪，冲洗干净；再放入沸水氽约 3 分钟捞起待用；将生姜、葱白、黄芪放入鹌鹑腹中；并把鹌鹑放入碗内，加鸡汤，上笼蒸约 30 分钟，取出盛鹌鹑碗沥汁；加入精盐、胡椒粉；再将鹌鹑扣入汤碗内，加原汤即成。佐餐食用。

功效：益气补脾，利水消肿。适宜用于慢性肝炎脾肾两虚，尤偏于脾虚者以及脾肾阳虚型慢性肝炎。

白　术

性味归经：生用或土炒、麸炒用。苦、甘，温。归脾、胃经。

功效主治：补气健脾，燥湿利水，固表止汗。

本品甘温苦燥，能和中益气，健运脾胃，为治脾虚诸证之要药。肝胆病多有肝郁脾虚之证，因此白术为常用的重点药物之一。

本品既可补气健脾，又能燥湿利水，为治痰饮、水肿之良药。肝胆病痰湿证，白术也属常用。

用法用量

肝硬化用量变化较大，多数医家使用 10～15 克；但有部分医家根据病情加大用量，用到 30～40 克；另有医家，进一步加大用量，用到 60～80 克。其他肝病，多数医家使用 10～15 克。

燥湿利水宜生用；补气健脾宜炒用；健脾止泻宜炒焦用。使用时注意，阴虚内热或津液亏耗燥渴者慎用；气滞胀闷者忌用。白术在中药学中被归入补气药，与人参同属一类。在其他很多疾病的治疗中，比如失眠、冠心病等，对于补气药的应用都以人参、党参为主，白术的使用率远不如人参。但在肝胆病治疗中，这一现象恰好反过来，白术的使用率超过半数，而人参则远低于此。究其原因，可能是肝胆病以痰湿为主，气虚证普遍较少或较轻，白术补气的同时又有燥湿化痰之功，恰当重用。所以取代了人参的重要位置。

白术苡仁饭

原料：土炒白术 25 克，苡仁 50 克，炒枳壳 15 克，粳米 250 克，荷叶 1 张，调料适量。

制法：将米蒸成饭。荷叶铺于蒸笼上，其上放药物，再上放米饭，加油、精盐适量，同蒸约 30 分钟。吃米饭及苡仁。

功效：补气健脾，开胃消食，化湿利水。适宜用于水湿内阻者。

白术田螺兔肉汤

原料：白术 10 克，大田螺 2 个，鲜兔肉 300 克，生姜、胡椒、味精、食精盐各适量。

制法：将白术切片；大田螺清水漂去泥，再用沸水烫死取螺肉；兔肉切丝。共置入锅内加水适量，小火煮 2 小时，以生姜、胡椒、味精、食精盐调味后食用。喝汤食肉。

功效：健脾祛湿。适宜用于肝硬化湿浊阻滞者。

原料：白术 10 克，干姜 15 克，大枣 30 克，肉桂 6 克，面粉 500 克，白糖 150 克，发面、碱水各适量。

制法：将白术、干姜、大枣、肉桂同放入砂锅内；大火烧沸后，转用小火煮 20 分钟，去渣留汁；再将面粉、白糖、发面放入盆内，加药汁和清水，揉成面团；面团发酵后，加碱水，试好酸碱，做成糕坯；将糕坯上笼用大火蒸 30 分钟即成。早餐食用。

功效：健脾温肾，和胃益气。适宜用于治疗脾肾阳虚、脾胃阳虚型慢性肝炎。

甘 草

性味归经：味甘，性平。归脾、胃、心、肺经。

功效主治：主要功能为补脾益气，清热解毒。

甘草酸是甘草中最重要的有效成分。现代医学研究表明，甘草酸具有抗炎、抗病毒、抗动脉粥样硬化、保护肝脏和增强免疫功能等作用。甘草还可减轻肝细胞变性和坏死程度，降低血清转氨酶活力，提高肝细胞内的糖原和 DNA 含量，促进肝细胞再生，对肝炎病毒有抑制作用。临床上可用于治疗病毒性肝炎、预防动脉粥样硬化和肝癌。

用法用量

煎服，1.5～9 克。生用性微寒，可清热解毒；蜜炙药性微温，并可增强补益心脾之气和润肺止咳作用。

腹部胀满者忌用。忌与海藻、大戟、甘遂、芫花、羊栖菜同时食用。

鳢鱼黑豆汤

原料：鳢鱼 1 条（约 1000 克），黑豆 500 克，甘草 20 克，黄酒少许，白糖适量。

制法：宰杀鳢鱼，去鳞、鳃和内脏，保留肝脏，洗净，沥干，剔下鱼肉切块。甘草冲洗干净，用洁净纱布包好。黑豆洗净，放砂锅内，加凉水浸没半小时，武火烧开，转用文火慢炖 2 小时。然后放入鱼块、甘草袋，加白糖 4

肝病食疗药膳

匙、黄酒 1 匙，再下火煮约半小时。至豆、鱼酥烂，检出甘草袋不用，离火即可食用。

功效：保肝利水。适合于肝硬化腹水患者食用。鳢鱼即蠡鱼，又叫黑鱼、乌鱼、黑鳢鱼，早在《神农本草经》中就有记载。其性味甘寒，主要功用是补脾、利水。《本草经疏》云："蠡鱼：乃益脾除水之要药也。上虚则水泛滥，上坚则水自清。凡治水肿之药，或专于利水，或专于补脾，其性各自为用。惟蠡鱼能导横流之势，补其不足，补泻兼施，故主下大水及湿痹，面目水肿。"黑豆是重要的黑色食品，性平味甘，能够活血利水，祛风解毒。营养也十分丰富，蛋白含量甚至超过黄豆，达 49.8%，是治疗水肿胀满的食疗佳品。另外，甘草、白糖均有保肝作用。

理中烙饼

原料：党参 12 克，白术 12 克，炮姜 6 克，炙甘草 6 克，标准粉 400 克，植物油、食盐各适量。

制法：先将前 4 味中药研为细面，同面粉一起和好，烙成面饼 2 ~ 4 张。

功效：益气温中。适用于肝胆病证属中焦虚寒、阴湿寒阻者。

银花甘草绿豆羹

原料：金银花 30 克，甘草 5 克，绿豆 100 克。

制法：将金银花、甘草洗净；同放入锅内，加水适量煎煮，过滤取汁；以汁煮绿豆成羹。早晚分次食用。

功效：清热化湿。用于治疗慢性迁延性及慢性活动性肝炎患者。

大　枣

性味归经：甘、温。归脾、胃经。

功效主治：功效补中益气，养血安神，缓和药性。主治胃缺乏食欲、脾虚便溏、气血津液不足、营卫不和、心悸怔忡、妇人脏躁，并能缓和峻烈药物的毒性，减少副作用。

大枣常用于慢性肝炎脾胃虚弱者的食疗之品，更常作参、术的辅助药。若脾胃不和，干呕恶心，腹胀食少者，常与生姜、甘草同用，以调和脾胃；

用于气虚证，常与人参同用，血虚证常配伍当归、芍药；情志抑郁，思虑过度，脏阴暗耗，致成脏燥，常伍甘草、小麦（《中华本草》）。大枣能调和营卫，与生姜配伍其效尤妙；大枣能培土制水，治疗脾虚水停证常配伍茯苓、白术、人参、生姜、甘草；配桂枝可以辛甘合化，温通心阳；配伍芍药、甘草可以缓急止痛；配小麦、甘草可以滋养心液、甘润补中缓急。

用法用量

劈破煎服，10～30克；亦可去皮核捣烂为丸服。实热、痰热、湿热、湿盛或气滞所致诸疾，均不宜服。治喜怒伤肝，胸中郁结，或系呕血者：大枣五十枚（去核，焙，别捣），生干地黄半斤（切，焙），阿胶（炙令燥），甘草（炙，锉）各三两。上四味，除大枣外，粗捣筛，再作一处捣匀。每服五钱，水一盏半，煎至八分，去滓温服，日二夜一，不计时（《圣济总录》）。

慢性肝炎：大枣配伍枸杞、人参、茯苓、炒栀子、茵陈、蒲公英、败酱草、桃仁等药组成益肝灵冲剂。

 糖枣花生仁

原料：花生仁、大枣、冰糖各50克。

制法：将花生仁、大枣洗干净，与冰糖一同放入锅中，加清水适量，武火烧开，再改用文火煨至花生仁熟烂即可食用。

功效：本方源于《千家食疗妙方》。补中保肝、养血止血。适用于慢性肝炎有出血倾向者。对丙氨酸转氨酶持续升高者，也有一定的降酶效果。花生的蛋白含量甚高，达27%，且含有丰富的维生素E，有较好的保肝作用。按中医理论，花生性味甘平，能够补中益气，润肺和胃。《药性考》云其："生研用下痰，炒熟用开胃醒脾，滑肠，干咳者宜餐，滋燥润火。"临床上常用花生衣（二层红衣）治疗各种出血症，如血小板减少性紫癜、血友病、肝病出血、癌症出血等。大枣营养丰富，特别是富含维生素C，为各种食品之最，因此被雅称为"天然维生素丸"，尤善于补中养血。现代研究表明，大枣对小鼠有增强肌力、保护肝脏的作用。

 花生衣煮红枣

原料：花生衣、红枣各6克。

制法：花生衣、红枣加水共同煎煮服用。

功效：醒脾开胃，理血利水。

 荠菜蜜枣藕节汤

原料：鲜荠菜 60 克，鲜藕节 20 克，蜜枣 25 克。

制法：将鲜荠菜、鲜藕节、蜜枣放入锅内，加 1 000 毫升水同煎，待煎至 500 毫升后即成。每天 1 次。

功效：凉血止血。适宜用于肝硬化鼻出血、齿出血等症。

 苦瓜猕猴桃根汤

原料：苦瓜 300 克，大豆 100 克，大枣 15 克，鲜猕猴桃根 100 克，猪大骨 300 克。

制法：鲜猕猴桃根切片（无猕猴桃根可用土茯苓 30 克代替），苦瓜去瓤切成几节，大豆、大枣、猪大骨洗净后，所有材料一起放砂锅内，用文火煮汤 2 小时，加入调味品即可。

功效：清热解毒，活血散瘀。适用于慢性肝炎球蛋白升高。

山 药

性味归经：味甘、性平。归脾、肺、肾经。

功效主治：有益气养阴，补脾肺肾，固精止带的功效。

山药味甘入脾，性平不燥，治脾虚证，常单味大量研末服或作药膳长期服用。在肝胆病治疗中，山药与鸡内金是常用药对，用于慢性肝病肝脾肿大、脾功能亢进、肝胆结石及肝源性糖尿病的治疗；小儿肝脾肿大，疗效尤佳。

用法用量

水煎服，10～30 克，大量 60～250 克。研末吞服，每次 6～10 克。补阴生津宜生用，健脾止泻宜炒用。

本品养阴能助湿，故湿盛中满及有积滞者不宜。

 山药杞子煲苦瓜

原料：苦瓜 150 克，山药 20 克，枸杞子 20 克，猪瘦肉 50 克，葱花、生姜末、鲜汤、黄酒、精盐、味精、五香粉、植物油各适量。

制法：将苦瓜洗净，去蒂及子后，切成小块。将山药、枸杞子分别洗净，山药切成片，盛入碗中。猪肉洗净，切成片，放入油锅中，用中火煸炒，加葱花、生姜末，猪肉变色出香味后，加苦瓜片、山药片、枸杞子以及适量的鲜汤，旺火煮沸，加黄酒，用中火煲30分钟，待肉片熟烂，加精盐、味精、五香粉各少许，拌匀即成。

功效：养气血清虚热。

 红果素丸子

原料：鲜藕、山药各250克，红果50克，冰糖100克，鸡蛋清2个，淀粉50克，桂花汁、青红丝、白糖各适量。

制法：藕、山药去皮，红果去核、蒂，入笼屉蒸烂后，放入盆中搅碎成泥。将冰糖研成面，与蛋、淀粉入盆内搅拌均匀，做成红果大小的丸子。锅内放油，烧热后将丸子炸成金黄色捞出，摆在盘中。炒勺中加清水，烧开后，放入适量白糖，再烧开，放入淀粉匀成稀芡，浇在丸子上，再放上桂花汁、青红丝即成。佐餐食用。

功效：利尿祛湿，补肾益气。

 山药豆腐汤

原料：山药100克，豆腐100克，大蒜、葱、精盐、味精、酱油、花生油各适量。

制法：将山药去皮；豆腐沸水烫后切成丁。炒勺放花生油烧至五成热，爆香蒜蓉，倒入山药丁翻炒数下，加上适量水，沸后倒入豆腐丁，用调味品调味，煮沸，撒上葱花即成。

功效：补脾健胃，消食导滞。本方适宜用于肝脾不和型急性无黄疸型肝炎偏于脾虚者。

 红枣山药粥

原料：红枣15枚，山药100克，大米50克。

制法：先将红枣用沸水涨发后去核切丁。山药去皮切丁。红枣丁和山药丁待用。大米熬成粥后，加入红枣丁和山药丁，用微火煮 20 分钟即可食用。

功效：健脾益气，行气化湿。只用于脂肪肝痰湿中阻，大便溏泄，消化不良，胃口不佳。

扁豆山药粥

原料：扁豆、淮山药各 60 克，粳米 50 克，陈皮 5 克。

制法：将扁豆放入铁锅中炒至三成熟；将上述用料全部放入砂锅中，加适量水；煮至米烂粥熟即成。早晚分次食用。

功效：理气和胃。扁豆功能健脾和中、消暑化湿。山药与扁豆共同补脾和胃，加入少量陈皮，理气和胃。适宜用于肝炎兼有脾胃虚弱、食少乏力、纳呆腹胀等症患者食用。

红花山药肉麻丸

原料：红花 6 克，山药粉、黑芝麻各 45 克，五花猪肉 400 克，植物油 50 毫升，生粉 40 克，白糖 25 克，鸡蛋 50 克，精盐 3 克。

制法：将猪肉洗净，放入锅内煮熟，捞出放入凉水内浸透，放入盘内。将鸡蛋的蛋清、蛋黄分开打入 2 个碗内；先将蛋清加生粉、红花、山药粉混合均匀；再加入蛋黄调成稠糊。猪肉切成 1 厘米见方的丁，放入沸锅内焯透，捞出放入盘内晾凉；然后用蛋糊挂浆。锅置大火上烧热，加入植物油，用筷子夹着蘸糊猪肉丁，逐个放入油锅内炸，炸至金黄色熟透捞出。锅内放入水、白糖，用小火熬至糖呈金黄色时；加入炸好猪肉丁，将炒锅端起，离开火口，不断地铲动；随即加入黑芝麻和盐，炒至黑芝麻都贴在猪肉丁上，倒入盘内晾凉即成。

功效：活血祛瘀，补肾益精。适宜用于慢性肝炎伴血瘀、肺燥等患者食用。

小 麦

性味归经：甘，平。入心、脾、肾经。

功效主治：养心益脾，清热除烦，止渴，利小便。用治妇女脏躁，喜悲伤，极欲哭，烦热不安，消渴口干，小便不利等。

用法：煎汤，煮粥，冷水调服，炒黄温水调服。外用：炒黑研末调敷，干撒，炒黄调敷。

禁忌：不宜与川椒、萝卜同用。

成分：含淀粉、蛋白质、糖类、脂肪、粗纤维、脂肪油及植物凝集素。

梅花饼

原料：青梅8颗，面粉150克，鸡汤300毫升，檀香粉适量，精盐适量。

制法：青梅洗净取汁，放入檀香粉，加清水，同浸1小时。用此水和面擀成薄饼，用刀切成梅花状，放入鸡汤中煮熟以盐调味食用。

功效：补气健脾，柔肝和胃。适宜用于肝硬化胃纳不佳、泄泻、乏力等。

茯苓赤小豆包子

原料：茯苓15克，赤小豆100克，面粉500克，白糖50克。

制法：将茯苓，赤小豆烘干，打成细粉，加入白糖，上笼蒸熟，待用。面粉加入水，发酵粉适量，揉成面团，搓面剂子（每个20克），用擀面杖擀成皮。左手拿皮，右手将赤小豆、茯苓、白糖馅放入面皮，逐个包成包子生坯。将包子生坯置蒸笼内，用大火大气蒸15分钟即成。每天2次。

功效：除湿健脾，利水消肿。

南瓜水饺

原料：面粉100克，南瓜120克，虾皮10克，香油2克，葱末、姜末少许。

制法：南瓜擦丝，加盐，挤水，入盆，加虾皮、葱末、姜末、香油，搅匀成馅。面粉加水和匀，揉透，搓长条，揪剂子，擀皮，包馅，入开水煮熟。

功效：健脾化湿，减脂益气。适用于脂肪肝。

虾皮疙瘩汤

原料：虾皮5克，面粉50克，黄瓜50克，香油2克，精盐、味精少许。

制法：面粉撒少许水，拌匀，倒入沸水中，下黄瓜片，停火，加精盐、味精、香油。

功效：清肝热，健脾气。适用于肝病患者，肝脾不和，食少纳呆。

黄疸神方

原料：广木香 5 克，小麦馒头 5 个，黑枣 100 克，茵陈 9 克。

制法：将小麦馒头下部刺 1 个小孔；每个小孔填入广木香 1 克，将原剜下的馒头填补孔处后，大火煅成炭存性，研末；再将黑枣泡汤，去皮核，枣肉捣烂如泥，和煅馒头末分作 5 丸，茵陈煎汤备用。晨起用茵陈汤化服 1 丸。

功效：益胃健脾，行气利湿。适宜用于各类黄疸，尤其适用于湿热蕴结型急性黄疸型肝炎。广木香辛温香散，能升能降，通理三焦之气，尤其善行胃肠之气而止痛，兼有健脾消食的功效。黑枣甘温益气，质润养血，味甘又能缓和药性。茵陈是治疗各种黄疸的要药。

 小麦粥

原料：陈小麦 25 克，粳米 25 克。

制法：陈小麦去皮，淘洗干净，粳米洗净，陈小麦与粳米一同放入锅中，加水适量，文火煮成粥。

功效：益胃健脾，行气利湿。本药膳方适于各类急慢性肝炎、胆囊炎、胆石症。

粳 米

性味归经：甘，平。入脾、胃二经。

功效主治：益脾和胃，除烦解渴。用治脾胃虚弱，胃气不和，呕逆少食，热病伤及胃阴，烦渴口干症。

用法：煮粥，煎汤，做糕点。

成分：含淀粉、蛋白质、脂肪、粗纤维、钙、磷、铁、核黄素等。

药理作用：其水混悬液、水提取液及乙醇提取液均具有抗肿瘤作用。

 乌梅粥

原料：乌梅 15 克，大米 50 克。

制法：将乌梅捣碎，粳米洗净，与乌梅用清水浸泡一夜，去乌梅，取汁煮粳米为粥。

功效：养气敛汗，开胃健脾。适用于肝病气虚自汗，胃口纳呆，消化不良。

 腊八粥

原料：粳米 20 克，地瓜 20 克，白果、荸荠、栗子、蚕豆各 5 克，青菜 50 克。

制法：蚕豆浸泡 10 小时；地瓜、荸荠去皮，栗子去壳及外皮，切成小丁；白果去壳，剥去芯青菜洗净切丝。粳米放锅内，加入蚕豆、地瓜、荸荠、栗子、白果及清水，旺火烧开，微火熬 40 分钟左右，至米粒开花，加入菜丝，至米汤黏稠时，加入精盐、味精，搅拌即成。

功效：益气健脾，通利肠道。用于各种肝胆病症的养护和术后调养，以及肝癌的放化疗期间饮食调理。

 海参粥

原料：水发海参 50 克，粳米 25 克。

制法：海参切片，粳米洗净加水适量与海参片同煮为稀粥。

功效：益脾胃，养精神。

 绵茵陈粥

原料：绵茵陈 60 克，粳米 30 克，白糖适量。

制法：将茵陈洗净、水煎，先后 2 次，滤汁。将 2 次药汁合在一起，备用。将粳米淘洗干净，加入以上药汁，文火煮成稀粥，调入白糖即可食用。

功效：清热祛黄除湿。适合于急性黄疸型肝炎证属湿热者。因肝病而见食欲不振、脘腹胀满者，以粳米煮粥吃，不但增加营养，易于消化吸收，而且纠正苦味，防止茵陈苦寒伤胃。以白糖调味，即可增加利尿，又可保护肝脏，三者配伍，恰到好处。

 马齿苋薏苡仁瘦肉粥

原料：瘦猪肉 60 克，马齿苋 30 克，生薏苡仁 30 克，粳米 60 克。

制法：生薏苡仁、粳米洗净；瘦猪肉洗净并切粒。把以上用料一起放入锅内，加清水适量，武火煮沸后，文火煮成稀粥将熟时，将马齿苋去根，洗净，切碎，调味即可食用。

功效：清热解毒。适于慢性肝炎或急性肝炎恢复期脾虚有湿者。马齿苋又名五行草——叶青、梗赤、花黄、根白、子黑，五色俱全，作用广泛。其性味酸寒，入大肠、肝、脾诸经。主要作用是清热解毒、散血消肿、和胃止泻，善治湿浊内阻之证。脾胃虚寒者不宜食用。

 苍耳子粥

原料：苍耳子 10 克，粳米 50 克。

制法：先煮苍耳子取汁去渣，再入米煮粥。每天 1 次。

功效：散风除湿。适宜用于肝硬化头痛、痔疮、肢体疼痛或皮肤瘙痒等症。

 鸡内金粥

原料：鸡内金粉 6 克，粳米 100 克，白糖适量。

制法：先将鸡内金用小火培炒至黄褐色，研成细粉备用。后将粳米入砂锅加水，煮至米开花至汤未稠时，调入鸡内金粉，稍煮至粥稠时停火，再放入白糖。每天早、晚温热服食。

功效：健脾胃，助消化。适宜用于肝硬化食欲不振、消化不良、脘腹饱胀等症。

栗　子

性味归经：甘，温。归脾、胃、肾经。

功效主治：健脾益神，补肾强筋，活血止血。

用法：生食，炒，煮，炖汤。外用，捣敷。

注意事项：小儿不可多食，易阻滞脾胃。

成分：含蛋白质、脂肪、淀粉、维生素 B 和脂肪酶。

栗子烧白菜

原料：生栗子 50 克，白菜 200 克，枸杞子 25 克，酱油 25 毫升，植物油

15 毫升，精盐 2 克，白糖 5 克。

制法：将栗子切开 1 个小口，煮至半熟，剥去外壳，切成两半；把白菜洗好切成 3 厘米长的段；炒锅上火，放油熬热，放入白菜过油炸黄；再放入栗子、枸杞子，加水、酱油、精盐，拌匀，盖好锅盖；用小火焖片刻，放入白糖，再拌匀焖软即成。佐餐食用。

功效：养胃健脾，补益肝肾。适宜用于慢性肝炎患者肝肾阴虚所引发的牙龈出血、水肿、体质虚弱等症。板栗补中益气、益胃生津；与白菜相伍，有较好的补益脾胃的作用，加上枸杞子则补益肝肾。但感冒、胃脘部胀闷者不宜多食。

山楂烧栗子

原料：山楂、栗子肉各 60 克，白糖 30 克。

制法：将山楂与栗子肉同时放锅内，加水煮烂，白糖调匀即成。佐餐食用。

功效：补肾养血，健脾和胃。适宜用于肝硬化神疲乏力，头晕目眩，面色苍白或萎黄，食欲不振等症。

梅花栗子粥

原料：梅花 3 克，栗子 10 个，粳米 50 克，白糖适量。

制法：栗子去壳与粳米兑水，小火煮成粥，然后将梅花放入，再煮沸，加适量白糖搅匀即可。日常服用。

功效：疏肝解郁，温补脾肾。适宜用于肝硬化肝郁脾虚者。

秋海棠花栗子粥

原料：秋海棠花 50 克，栗子肉 100 克，粳米 150 克，冰糖 70 克。

制法：秋海棠花去梗柄，洗净；栗子肉去内皮洗净，切成碎米粒；粳米淘净；冰糖打碎。粳米、栗子碎粒放入锅内，加入清水适量，用旺火烧沸，转用慢火煮至米熟烂。加入冰糖、秋海棠花，再用小火熬煮片刻，即可食用。每天 1 次。

功效：补肾强筋，健脾养胃，活血止血。适宜用于肝硬化泄泻、乏力、呕血、便血等症。

 鸡肉栗子糯米饭

原料：鸡肉、栗子各 200 克，糯米 250 克。

制法：鸡肉洗净，切成小块；栗子剥壳，糯米洗净。同时放入蒸钵内，加水适量，隔水蒸熟。佐餐食用。

功效：补肾益气，强腰固膝。适宜用于肝硬化肾虚腰痛，腿脚无力、脾虚泄泻等。

花　生

性味归经：甘，平。归脾、肺经。

功效主治：润肺，和胃。主治燥咳，反胃，脚气，高血压，高脂血症及出血性疾病。

用法：生食，炖煮，煎汤。

禁忌：体寒湿滞，肠滑便泄者不宜服。

成分：含脂肪、蛋白质、卵磷脂及维生素 K、B_1、B_2、E、A、C。

药理作用：①有止血作用，可减轻出血症状；②细胞凝集作用，可以促使血小板生成避免血小板聚集，对预防心血管病有一定的作用。

 小豆花生粥

原料：红小豆 10 克，大米 20 克，花生米 10 克。

制法：红小豆与花生米放入锅中加适量水，大火煮开改小火焖至六成熟，大米入锅，煮至粥汤浓稠。

功效：滋阴养血，清热安神。适用于肝炎有热，神志不安，心烦失眠等。

八宝粥

原料：糯米 15 克，红枣 4 枚，花生米 5 克，桂圆 4 个，赤豆 5 克，莲子 8 个，板栗 4 个，豇豆 10 克。

制法：红枣泡发，去核；桂圆去壳除核；花生米泡发，去皮；板栗去外壳和内衣，切小块；莲子泡后除去外衣和芯。糯米、赤豆、豇豆放锅内加水，大火煮开，花生米、板栗块和莲子一起放入煮开的粥锅内同煮。桂圆肉切成小粒，待锅中赤豆煮烂时，即放入桂圆肉粒，加红枣，小火煮10分钟左右，粥黏稠时即可离火。

功效： 健脾养胃，益阴滋肾。适宜用于肝郁脾虚偏于脾气虚而体弱少食、精神欠佳、大便稀薄、皮肤浮肿等慢性肝炎患者食用。

苹果山楂花生仁羹

原料： 苹果2个，山楂干30克，花生仁粉30克。

制法： 将苹果外表皮反复洗净，连皮切碎，放入倒搅机中，搅打1分钟，使成苹果浆汁，备用。将山楂、花生仁研成细末，放入砂锅，加入清水适量，搅匀，大火煮沸，改用小火煨煮成稀糊状，调入苹果浆汁，煨煮5分钟，用湿淀粉勾调成羹即可。早、晚分服。

功效： 养血益气，健脾护肝。

花生仁拌芹菜

原料： 连皮花生仁100克，芹菜250克，豆油、酱油、精盐、味精、白糖、醋、花椒油各适量。

制法： 炒锅内放豆油烧热，放入花生仁炸酥捞出；芹菜摘去根和叶后切成2厘米长的段，放开水锅里焯后捞出，用冷水淘凉，控净水分；芹菜与花生仁同放入盘中；酱油、精盐、白糖、味精、醋、花椒油放在小碗内调好，浇在盘中；拌匀混合即成。佐餐食用。

功效： 清热利水，和胃止血。适宜用于肝胆湿热型慢性肝炎兼有出血证。花生性温味甘，和胃止血；芹菜则有清热利水、降血压祛脂；适宜用于慢性肝炎患者脾虚不能统血而致的牙龈出血、渗血症，也可用于高血压、高脂血症、血小板减少症、慢性肾炎等。

柏仁煮花生米

原料： 花生米500克，柏子仁30克，精盐、葱段、姜片、花椒、桂皮各适量。

制法： 花生米去杂洗净；柏子仁拣净，用净布包好。锅内放花生米、柏子仁，加葱段、姜片、花椒、桂皮，再加入适量清水，旺火烧沸后，改为小火焖烧至熟，加入精盐再烧一段时间入味后即可。佐餐食用。

功效：养心安神，益脾润肠。适宜用于肝硬化心悸不眠、健忘、体虚便秘、阴虚盗汗等症。

 花生米煲大蒜

原料：花生米 100 克，大蒜 50 克。

制法：花生米、大枣放瓦煲内煲熟后服。

功效：健脾祛湿。适宜用于肝硬化脾肾阳虚者。

莲　子

性味归经：甘、涩，平。归脾、肾、心经。

功效主治：补脾益胃，涩肠固精，养心安神。主治脾胃虚弱，少食腹泻，泻痢日久，脾虚带下，小便白浊，肾虚遗精，心失所养，虚烦不眠。

用法：生食，研末，煮食，煎汤。

禁忌：大便燥结者不宜。

成分：含多量淀粉、棉籽糖、蛋白质、脂肪、钙、磷、铁、荷叶碱、氧化黄心树宁碱。对防癌抗癌有保健作用。

 鲜莲银耳汤

原料：银耳 8 克，鲜莲子 30 克，料酒、精盐、味精、白糖、鸡汤各适量。

制法：先将银耳用温水泡发，去老蒂，洗净，放入一大碗内，加清汤蒸透，取出。把鲜莲子剥去青皮和一层嫩白皮，切去两头，捅去莲心，用沸水氽后开水泡半个小时，再用冷水洗净。在煮锅内放入鸡汤，煮沸，加入料酒、精盐、白糖、味精，再用旺火煮沸，将银耳、莲子装在碗内，注入鸡汤，即成。

功效：益心补肾，健脾止泻，固精安神。适用于肝病合并心血管疾病的患者。

枣莲三宝粥

原料：大米50克，绿豆、莲子各10克，红枣10枚。

制法：大米与绿豆洗净，放入锅内，加水1 000毫升，用大火烧开后，加入洗净的红枣、莲子，改用小火再煮30分钟至黏稠，莲子和绿豆酥烂，即可食用。

功效：和中健脾，柔肝降气。适用于各种肝病的日常调养。

莲肉糕

原料：去心白莲子50克，糯米200克，白糖2克。

制法：白莲子煮烂，屉布包扎，揉压成泥。米淘净与莲肉泥混合拌匀，置搪瓷盆内，加水，蒸熟。冷却后，将其按压成饼并切成6块，装盘撒上白糖。

功效：健脾化湿，减脂益气。适用于脂肪肝。

赤豆汤

原料：红小豆30克，桂圆4个，莲子8个。

制法：红小豆浸泡一天，捞出，用水冲洗一下，倒入锅中，加水。桂圆剥壳，去核，将桂圆肉、莲子放入小豆锅中，大火烧开改小火，煮熟即可离火。

功效：益心补肾，健脾止泻，固精安神。适用于肝病合并心血管疾病的患者，以及肝病患者出现失眠、健忘、精神衰弱等症状。

薏苡仁陈皮鸭肉汤

原料：鸭肉250克，炒薏苡仁、莲子各30克，陈皮6克，生姜20克，精盐、味精各适量。

制法：将鸭肉洗净，斩块；薏苡仁炒过，莲子去心；陈皮、生姜分别洗净；全部用料同放入砂锅内，加清水适量，大火煮沸，再用小火炖熟，加精盐、味精，再煮沸即成。当菜佐餐，饮汤食肉。

功效：补脾祛湿。适宜用于肝炎恢复期正气亏虚、湿邪不盛的患者。鸭

肝病食疗药膳

肉是补虚健身的圣品，具有补气利水、滋阴养胃的功效。薏苡仁、莲子合用有健脾利湿的作用。陈皮理气化湿，又可防止鸭肉滋腻。生姜调和脾胃。

 健脾莲桃糊

原料：莲子、核桃仁各30克，黑豆、山药各15克。

制法：分别研成粉末，每次按食量取粉煮成糊状食用，可加精盐或糖调味。煮时也可加适量粳米粉或面粉，使糊更黏稠。每天1次。

功效：补肾健脾，敛汗利湿。适宜用于肝硬化脾虚泄泻、盗汗等症。

 苡仁芋头八宝饭

原料：糯米150克，薏苡仁、豆腐干、槟榔芋、红萝卜各100克，水发冬菇、莲子各50克，净冬笋30克，酱油、植物油各适量，味精适量。

制法：薏苡仁、糯米分别淘净，清水浸半小时；水发冬菇、冬笋、豆腐干均切成1厘米方粒；槟榔芋刨皮、红萝卜去冠，也均切成1厘米方粒；薏苡仁加清水焖烧熟透，糯米焖成饭，莲子加水蒸熟。薏苡仁及糯米饭加熟植物油、酱油拌匀。炒锅放旺火上，下油烧热，下豆腐干略煎，然后加入冬菇、冬笋、槟榔芋、红萝卜各粒，加入酱油烧20分钟，加味精盛起。大扣碗1只，碗底涂抹油，防止黏碗。排入莲子，拨入薏苡仁、糯米饭一半，摊平；装入各馅料，再拨入薏苡仁、糯米饭压实，浇入各料的汁，上蒸笼蒸20分钟取出，翻扣于盘中即成。当主食吃。

功效：健脾益胃。适宜用于食欲不振、水肿、小便不利、泄泻等症。

黄豆芽

性味归经：甘，平。归脾、肺、肾经。

功效主治：清热利湿，消肿除痹。主治脾胃湿热，困倦少食，脚气水肿，湿痹拘挛。

用法：炒、炖或煎煮。

成分：除含黄豆本身的营养素外，尚含有大量维生素C、B_2、B_{12}及硝基磷酸酶。

药理作用：①减少癫痫发作次数，减轻症状。②与抗癌药物共用，可提高抗癌疗效。

马蹄豆腐汤

原料： 马蹄、黄豆芽各100克，豆腐200克，姜、葱、精盐各5克，植物油30毫升。

制法： 将马蹄洗净，去皮，切片；豆腐洗净，切5厘米见方的块，黄豆芽洗净去须；姜切片，葱切段；炒锅置大火上，加入植物油，烧六成热时，加入姜、葱爆香，注入清水500毫升，加入盐，烧沸，加入马蹄、豆芽、豆腐，煮15分钟即成。每天2次，每次豆腐、马蹄100克。

功效： 清利湿热，利水消肿，补益气血。适宜用于急性黄疸型肝炎患者。

鸭肝豆芽汤

原料： 鸭肝100克，黄豆芽、猪胫骨各200克，姜、葱、精盐各5克。

制法： 将猪胫骨洗净，用锤子锤破，放入锅内加水500毫升，用大火烧沸，小火炖煮1小时，待用；将鸭肝洗净，切成薄片，待用。将黄豆芽放入猪胫骨汤内，用大火烧沸，放入姜、葱、精盐，煮10分钟后，加入鸭肝，煮熟即成。每天1次，每次吃鸭肝50克，随意吃豆芽喝汤。

功效： 利湿祛水，清热通脉。

黄豆芽豆腐汤

原料： 黄豆芽50克，豆腐50克，雪里红25克，葱丁、精盐、味精适量。

制法： 豆腐切1厘米见方的丁，雪里红切丁。锅内放水，下黄豆芽、豆腐、雪里红和葱丁，烧开，小火煮15分钟，加入精盐、味精调味。

功效： 利胆祛湿，清热解毒。适用于各种急慢性肝炎、黄疸型肝炎、胆囊炎、脂肪肝。

香菇面条

原料： 面条100克，香菇1个，嫩黄瓜20克，黄豆芽10克，精盐、味精、香油各适量。

制法： 香菇泡发，切丝；嫩黄瓜切薄片。锅加水，下香菇，烧开，煮面条，放黄瓜、豆芽、精盐、味精，煮熟，滴 2 滴香油，盛两碗。

功效：利湿祛水，清热通脉。

 山楂炒豆芽

原料：鲜山楂 100 克，黄豆芽 300 克，花椒 10 粒，葱 5 克，生姜 5 克，精盐、黄酒、味精、植物油各适量。

制法：将豆芽漂洗干净，沥干水。山楂去核切块。葱、生姜切丝。炒锅置火上，放油烧至四成热，放入花椒炸出香味时捞出，再放入葱、生姜丝煸香，加入豆芽翻炒，加黄酒、精盐、山楂炒几下，加入味精颠翻几下即成。

功效：健脾消积调气。

黄　鳝

性味归经：甘，温。归脾、肝、肾经。

功效主治：补虚损，除风湿，强筋骨。

用法：煮熟，煎汤，或入丸、散剂。

禁忌：证属虚热者及疟疾、中焦胀满者不宜。

成分：含蛋白质 18.8％，脂肪 0.9％，钙 38 毫克，磷 150 毫克，铁 16 毫克。

 芹菜炒鳝鱼

原料：桑葚、百合各 15 克，鳝鱼、芹菜各 100 克，料酒、葱各 10 克，姜、盐各 3 克，素油 60 毫升。

制法：百合洗净，润透，蒸熟，待用。鳝鱼活杀洗净，取肉切成丝。芹菜洗净后切成段，姜洗后切成丝，葱洗后切成段。炒锅置武火上烧热，加入素油烧至六成热时，放入姜、葱爆香，先加入鳝鱼丝炒匀，再放入盐、百合、桑葚、芹菜炒熟即成。每天 1 剂，分 2 次佐餐食用。

功效：滋补肝肾，明目降压。适合于肝病患者肝肾阴虚型导致视力障碍，亦可用于肝病合并高血压患者的饮食调理。

山药内金鳝鱼汤

原料: 黄鳝 250 克,鸡内金、淮山药各 10 克,生姜 4 片,黄酒、精盐、味精、植物油各适量。

制法: 将黄鳝活杀,去内脏,洗净切段,用开水拖去血腥和黏液;鸡内金、淮山药洗净;起油锅,用姜爆炒鳝肉,加黄酒少许,再加适量清水,转入砂锅内,加鸡内金、淮山药和生姜,先用大火煮沸,再用小火煮 1 小时;加入精盐、味精,再煮沸即可食用。佐餐食用。

功效: 健脾消食,调和肝脾。适用于急性肝炎的患者。山药功能健脾益气,鸡内金善于消食,鳝鱼可补虚助力养肝。合用共奏健脾消食、调和肝脾的功效。

泥 鳅

性味归经: 甘,平。归脾、肾经。

功效主治: 暖中益气,除湿,兴阳。

用法: 煮熟,煎汤,或研末用。外用,烧存性研末调敷。

成分: 含蛋白质 96%,脂肪 37%,钙 2.8 毫克,磷 7.2 毫克,铁 0.9 毫克及维生素 A、B_1、B_2。

 生姜泥鳅炖豆腐

原料: 泥鳅 500 克,豆腐 250 克,生姜片 10 克,精盐、黄酒、麻油各适量。

制法: 将泥鳅放进竹箩里盖好,用热水烫死,冷水洗去黏液,去鳃及内脏,洗净后切成 5 厘米长的段,与洗净切成小方块的豆腐及生姜片同放入锅;加适量水,用大火煮沸,加少许精盐、黄酒调味,移至小火上炖约 30 分钟,待泥鳅熟烂时淋麻油即成。吃泥鳅和豆腐,喝汤,分次服用。

功效: 清热利湿,利胆退黄。适宜用于湿热蕴结型急性黄疸型肝炎兼脾胃虚弱者,对于肝炎恢复阶段的正气已虚者也有一定的辅助疗效。泥鳅具有滋阴清热、祛湿解毒的功效,对治疗急性肝炎有一定效果。豆腐功能益气和中、生津润燥、清热解毒。两味合用,适宜用于湿热蕴结型急性黄疸型肝炎兼脾胃虚弱者，对于肝炎恢复阶段的正气已虚者也有一定的辅助疗效。

 溪黄草泥鳅汤

原料：溪黄草 30 克，泥鳅 250 克，生姜 20 克，精盐、味精各适量。

制法：将溪黄草洗净，生姜去皮，洗净；泥鳅活杀，去肠杂，用开水焯去黏液及血水；全部用料同放入砂锅内，加适量清水；大火煮沸后，小火煮 1 小时，加入精盐、味精，再煮沸即成。当菜佐餐，饮汤食肉。

功效：清热解毒，利湿退黄。适宜用于治疗急性黄疸型肝炎。溪黄草近年来常用于湿热黄疸诸症，对急性黄疸型肝炎有一定的退黄作用。泥鳅具有清热解毒、滋阴、除湿退黄的作用，与溪黄草配伍，增强清热解毒、除湿退黄的效果。加入少量的生姜以调理脾胃，同时可缓和药性。

鲫　鱼

性味归经：甘，平。归脾、胃经。

功效主治：益脾开胃，利水除湿。

用法：煎汤，煨食，蒸熟。

成分：含蛋白质 13%、脂肪 11%、钙、磷、铁及多种维生素。

 枸杞鲫鱼

原料：活鲫鱼 750 克，枸杞子、香菜各 15 克，葱 10 克，醋、黄酒、胡椒粉、生姜末、精盐、味精、麻油、猪油、奶汤、鸡汤各适量。

制法：将鱼去鳞鳃及内脏后洗净，用沸水略烫；在鱼身上划上十字花刀；香菜切成段，葱切成细丝和葱花备用；汤锅内放猪油，用大火烧热，依次放胡椒粉、葱花、生姜末，随后放鸡汤、奶汤、黄酒、精盐、味精，待汤烧沸后停火备用；另取砂锅放适量清水烧沸，将鱼放入开水砂锅内烫约 4 分钟，使刀划口处翻起，并去腥味；取出放入汤锅内；枸杞用温水洗净，放入汤锅与鱼同煮，先用大火烧沸，转用小火烧 20 分钟，加葱丝、香菜段、醋，最后淋上麻油即成。佐餐食用。

功效：补肝益肾，健脾利湿。适宜用于肝肾亏虚、湿邪蕴结的慢性肝炎患者食用；鲫鱼温中补虚、健脾利水；加入枸杞子，使本药膳方滋阴而不助湿，利水而不伤阴。

 丹参益母焖鲫鱼

原料：丹参30克，益母草30克，鲫鱼200克，芹菜100克，食用油60毫升，姜片、红辣椒丝、精盐、酱油、葱花、味精各适量。

制法：丹参、益母草洗净，煎煮浓汁100毫升。芹菜去叶洗净，切成3厘米长的段。鲫鱼剖开，去内杂，抹上少许精盐、酱油，置油锅内翻煎至半熟，盛出。将芹菜与红辣椒丝炒至断生，与鲫鱼、药汁、姜片共盛于砂锅内，武火煮沸后，文火慢焖至香熟，入精盐、酱油、味精、葱花调味即可。

功效：活血祛瘀，凉血宁心。滋阴除烦法常用中药材有芍药（主要是白芍）、枸杞、北沙参、百合、黄精、女贞子、麦冬、地黄（包括生地黄和熟地黄）、龟甲、鳖甲、何首乌等；常用的食材有猪肉、牛奶、兔肉、鸭肉、猪皮、银耳、白菜、梨、桑葚、松子、甘蔗、芝麻、黑豆、豆腐、小麦、羊肾、羊胫骨、猪蹄、鸡蛋、鸭蛋、乌骨鸡、甲鱼、龟肉、蟹肉、海参、鱼鳔、蛤蜊肉、蜂蜜、燕窝等。

这类食品具有滋补肝肾之阴的功用，适宜于慢性肝病后期肝肾阴虚，症见胁肋隐痛、腰膝酸软、形体消瘦、五心烦热、大便干燥、失眠盗汗等。

牛　肉

性味归经：甘，温。归脾、胃经。

功效主治：补脾胃，益气血。主治脾胃气虚，少食，泄泻，浮肿，乏力等。也主治虚赢少气，自汗乏力，营养不良。

用法：煮熟，煎汤。

成分：含蛋白质20.7%、脂肪12.7%、钙、磷、铁、维生素（B_1、B_2）。

 蚕豆炖牛肉

原料：鲜蚕豆250克，瘦牛肉500克，姜、葱、精盐各适量。

制法：将鲜蚕豆（或水发干蚕豆）去皮，牛肉切成长2.5厘米、厚2厘米的块。加精盐、姜、葱，放入砂锅内，加水适量。置大火上烧沸后，改用小火炖熟。佐餐食用。

功效：健脾利湿。适宜用于肝硬化所致食欲不振、反胃、虚弱水肿等症。

陈皮萝卜牛肉

原料：牛肉 1 000 克，陈皮 30 克，白萝卜 500 克，味精、精盐适量。

制法：先将牛肉切成块，用凉水浸泡半小时捞出，控干水分；陈皮洗净切成块，萝卜去皮，切滚刀块。锅内倒入清水烧开，放入牛肉，去泡沫，直到牛肉熟透时加入陈皮、萝卜。改小火，保持温开。待萝卜煮烂后下精盐、味精后即可出锅。去陈皮，吃肉喝汤。

功效：调气活血，滋补肝肾。适宜用于肝硬化黄疸者。

白果炒牛肉

原料：白果（鲜）150 克，牛里脊肉 200 克，白果 50 克，滑子菇 75 克，蒜苗 50 克，大葱 15 克，姜 5 克，白皮大蒜 5 克，碱 1 克，豌豆淀粉 5 克，鸡蛋清 40 克，植物油 20 克，料酒 5 克，盐 2 克，味精 2 克，酱油 5 克。

制法：嫩牛肉切 1.2 厘米见方的丁，放碗中加碱少许和水抓匀稍腌，再放入料酒、盐、蛋清、水淀粉上浆腌渍。白果、滑子菇放沸水中氽出。炒勺中加油烧热，即可入葱姜蒜煸香，放入牛肉煸炒，随烹料酒，加酱油、盐、味精翻炒。炒至九成熟，加入高汤和调料，加白果、滑子菇翻炒，加入蒜苗，淋香油即成。

功效：益气健脾，祛湿调肠，养肝利胆。

陈皮牛肉

原料：牛肉 500 克，橘皮 100 克，干红辣椒、花椒、黄酒、酱油、精盐、味精、白糖、精制油各适量。

制法：将牛肉洗净，切片，放油锅中略炸，捞出。炒锅置火上，放精制油烧热，橘皮、干红辣椒、花椒一同下锅，炸出香味，烹入黄酒和酱油，加汤，随即将牛肉和精盐、味精、白糖一同放入锅中，烧开后转用小火烧至牛肉酥烂即成。

功效：健脾养血

姜汁牛肉饭

原料: 鲜牛肉 100 克,姜汁 5 克,粳米 500 克,酱油、花生油各适量。

制法: 将鲜牛肉切碎,剁成肉糜状,放碟上,然后加姜汁,拌匀后加些酱油、花生油再拌;粳米淘净放入砂锅中,加适量水,如常法煮饭,待锅中水分将干时,将牛肉倒入米饭,约蒸 15 分钟,牛肉蒸熟即成。主食食用。

功效: 益气和胃,补虚消肿。适宜用于慢性肝炎患者脾胃虚弱所致筋弱神疲、恶心呕吐、大便溏泄,以及体虚浮肿等症。牛肉补脾益气,古有"牛肉补气,功同黄芪"之说;牛肉专补脾胃,人之气血精液皆自脾胃化生。因此,补脾胃能益五脏,养精血,强筋骨;姜汁温补脾胃,散寒止吐。

 佛手茯苓牛肉汤

原料: 佛手、生姜各 10 克,茯苓 25 克,白芍 15 克,陈皮 5 克,牛肉 150 克,大枣 50 克,精盐适量。

制法: 将牛肉洗净,斩成小块;其余用料洗净,生姜拍烂,备用;全部用料放入锅内,加适量水,小火煮 3 小时,加精盐调味即成。佐餐食用。

功效: 补脾柔肝,祛湿止泻。适宜用于急性无黄疸型肝炎患者。佛手能疏肝解郁,行气止痛,并能理气和中燥湿。茯苓功能利水渗湿,健脾宁心。两药相配,疏肝健脾,直接针对肝脾不调这个主要病机,起到抑肝扶脾的作用。白芍柔肝敛阴,缓急止痛,助佛手抑肝之用。陈皮气芳香,功能芳香醒脾,理气和胃,助茯苓之扶脾。牛肉补中益气,健脾养胃,生姜配大枣,调和脾胃又调和汤味,使汤汁美味可口。

醒脾开胃汤

原料: 生麦芽、炒薏苡仁各 50 克,淮山药 30 克,牛肉 100 克,陈皮、生姜各 10 克,精盐适量。

制法: 将牛肉洗净,斩成小块;其余用料洗净,生姜拍烂,备用;全部用料放入锅内,加适量水,小火煮 1 小时,加精盐调味即成。当菜佐餐,吃肉饮汤。

功效: 健脾开胃。适宜用于慢性肝炎;生麦芽消食健胃,擅治脾虚食少

肝病食疗药膳

之证，兼疏肝；淮山药功能平补气阴，补益脾肾，且性兼涩，故善治脾虚食少体倦便溏等证；薏苡仁炒用健脾止泻；陈皮功能醒脾和胃，理气燥湿，消滞止呕；牛肉、生姜补益中气，健脾开胃。诸药合用，共奏健脾开胃，疏肝理气和中的效果。

 牛肉炖胡萝卜

原料：牛肉 100 克，胡萝卜 150 克。

制法：牛肉、胡萝卜切小块，入锅，加水、酱油、葱、姜，炖熟。

功效：利胆滋肝健脾。

鸽 肉

性味归经：味甘、咸，性平。归肝、肾经。以白鸽肉最佳，能补肝肾，益精气，老人肾精不足之体弱消渴尤宜。

功效主治：滋肝肾，益气血；补脾益气。

用法：内服适量，煮食，炖食，蒸食，炒食。不宜炙烤后食用。

成分：含蛋白质，脂肪，维生素 A，视黄醇、钾、磷、钠、钙、镁、硒、烟酸等。具有较全面的滋补作用。

 白鸽大枣饭

原料：重 750 克肥大乳鸽 1 只，粳米 200 克，大枣 25 克，香菇 15 克，生姜、黄酒、白糖、植物油各适量。

制法：将乳鸽宰杀，去毛及内脏，洗净，斩成 2 厘米见方小块，放入碗内；加黄酒、白糖、生姜片、植物油拌匀；大枣洗净去核；香菇泡软后切成丝；淘净粳米放入搪瓷盆内，上笼用大火蒸 50 分钟，揭开笼盖，将鸽肉、大枣、香菇丝倒入饭上铺平；再盖上笼盖，继续蒸 15 分钟，直至鸽肉熟透即成。主餐食用。

功效：补阳益气。适宜用于脾肾阳虚型慢性肝炎，以及慢性肝炎见体质衰弱、神疲乏力等。鸽肉补肾益气，解毒消肿，与补中益气粳米及大枣相配伍，其营养和食疗价值更高。

鸽肉饭

原料： 鸽肉 100 克，枸杞子 15 克，粳米饭 150 克，生粉、黄酒、植物油、盐、味精各适量。

制法： 将鸽肉洗净切片，加生粉、黄酒适量，拌匀；枸杞子洗净。起油锅，倒入鸽肉片，煸炒，再加枸杞子继续煸炒。最后加精盐、味精拌匀。热的粳米饭放入盆中，将枸杞子、鸽肉连同汁料浇在饭上即可。作主食用。

功效： 补肝肾，益精气。适宜用于肝硬化肝肾阴虚者。

鹅　肉

性味归经： 甘，平。归脾、肺经。

功效主治： 益气补虚，益胃止渴。主治脾胃虚弱，消瘦乏力，饮食减少，气阴不足，口干思饮，乏力短气，消渴。

用法： 煮熟，炖汤。

注意事项： 湿热内蕴者不宜食。

成分： 含蛋白质 10.8%、脂肪 11.2%（主要为油酸、棕榈酸、硬脂酸）及维生素 A、钙、磷、铁。

鹅肉煲竹参

原料： 鹅肉 250 克，淮山药 20 克，玉竹 15 克，北沙参 15 克，食盐、生姜、葱节、胡椒、味精各适量。

制法： 先将鹅肉切块，山药切片与沙参、玉竹一同入锅，加食盐、生姜、葱节、胡椒等调料。武火烧开，然后小火煨至鹅肉烂熟。用味精调味即可。

功效： 益气养阴，生津润燥。适用于各种肝病属于肝肾不足证者。

沙参鹅肉汤

原料： 北沙参 20 克，鹅肉 200 克，瘦猪肉 100 克，山药 25 克，玉竹 12 克，食盐 2 克，味精 1 克，香油 1 毫升，清水 1 000 毫升。

制法： 先把北沙参、玉竹和山药用纱布包成药材袋，猪肉和鹅肉切成 1 厘米见方的小块；然后把猪肉、鹅肉和药材袋一起放进砂锅，加水炖熟；最

后拣出药材袋，放食盐、味精、香油调味即可。

功效：滋阴补肾，润肺养胃。适用于肝病患者，因肾阴亏损所导致的食欲不振、形体消瘦、疲惫倦怠、心烦气躁、声音嘶哑等症。

 五味鹅肉汤

原料：鹅1只（约2000克），熟地黄20克，党参30克，大枣30克，黄芪30克，山药30克，生姜、葱白、胡椒、精盐、味精各适量。

制法：将鹅宰杀去毛及内脏，入开水锅内稍煮5分钟，取出洗净。将上5味药切片装入鹅腹内，用线缝合；放入砂锅内加生姜、葱白、胡椒、精盐；先用旺火煮沸，再用文火炖至烂熟，用味精调味即可。

功效：滋阴养肝，健脾开胃，补中益气。适用于肝肾阴虚、中气不足者。

驴　肉

性味归经：味甘、酸，性平。归心经。

功效主治：补血益心气。用于心烦风狂，忧愁不乐，《饮膳正要》之驴肉汤，即驴肉适量，切块，加豆豉，共煮熟烂，调入五味，空腹时饮汤食用；亦宜体质虚弱，经常头晕目花，乏力者食用，《饮膳正要》"野驴肉，食之能治风眩"。

用法：适量，内服，煮食。

禁忌：驴肉食之动风，脂肥尤甚，故食用应酌量。

成分：含蛋白质，脂肪，灰分，维生素A、E，少量糖类。具有有一定营养作用。

 驴肉山药汤

原料：驴肉150克，大枣10枚，山药30克，调味品适量。

制法：将驴肉洗净，切块，山药洗净，切片，大枣去核，同入锅中，加清水适量，煮至驴肉熟后，调味服食。

功效：健脾益气，适用于慢性肝炎脾胃气虚所致的食少乏力、形体消瘦等。

驴肉豆豉汤

原料： 驴肉 500 克，豆豉 30 克，调味品适量。

制法： 将驴肉洗净，切块，与豆豉同煮，待驴肉熟后，调味，空腹服食。

功效： 疏散风邪、养心安神，适用于肝炎、肝癌伴随烦躁、忧愁等精神症状者。

 驴肉粥

原料： 驴肉、大米各 50 克，淀粉、酱油、料酒、花椒粉、食盐、味精各少许。

制法： 将驴肉洗净，切细，放入碗中，用淀粉、酱油、料酒、花椒粉等勾芡备用。先取大米淘净，加清水适量煮粥，待沸后调入驴肉等，煮至粥熟，加食盐、味精等调味，再煮一二沸即成。

功效： 养血益气。适用于肝硬化气血亏虚所致的头目昏花、面色苍白、心悸失眠、消瘦乏力、缺乏食欲食少等。

鸡 肉

性味归经： 甘，温。归脾、胃经。

功效主治： 温中补脾，益气养血，补肾益精。主治虚损羸瘦，久病不复，脾虚水肿，气血不足，心悸头晕，产后乳汁缺乏，肾虚所致的小便频数、遗精、耳鸣等症。

用法： 煮熟，炖汤。

禁忌： 凡实邪、邪毒未消者不宜食。

成分： 含蛋白质 23.3%、脂肪 12% 及维生素 A、E、C、B_1、B_2。

 柚子肉炖鸡

原料： 柚子 1 只（隔年越冬者佳），雄鸡 1 只（500 克左右）。

制法： 先将鸡宰杀，按常法洗净；再将柚子去皮取肉，放入鸡肚内，加清水适量，隔水蒸熟，饮汤吃鸡。

功效： 温中益气，下气消痰。

肝病食疗药膳

鸡丝扁豆丝

原料：鸡胸肉50克，扁豆150克，番茄50克，油5克，酱油、淀粉、料酒、姜、葱少许。

制法：鸡肉切细丝，用酱油、淀粉、料酒调汁拌好；摘去扁豆粗纤维，洗净切成细丝；番茄切小块；葱、姜切末。油烧热煸炒姜葱末、鸡肉丝，放扁豆丝，适当加水，至八成熟倒入番茄，一同炒熟，加酱油等调料，旺火推炒几下。

功效：清热凉血，滋阴润燥。适用于肝炎、肝硬化、肝癌伴烦闷、易躁症状者。

王太守八宝豆腐

原料：嫩豆腐250克，香菇、蘑菇、松子仁、瓜子仁、鸡肉、火腿、鸡清汤、调味品各适量。

制法：豆腐洗净，切为烂碎。香菇、蘑菇洗净，与松子仁、瓜子仁一同剁碎。鸡肉、火腿分别去骨洗净，剁为肉蓉。锅中放鸡汤，置火上烧开，将上述7物放一大碗中，入沸鸡汤中烫滚，肉蓉熟即可起锅，不可过火。

功效：本方出之清·袁枚《随园食单》。具有填精补血、养阴润燥、解毒保肝的功效，适合于肝硬化所致腹水、浮肿、虚劳羸瘦者。

二草艾叶炖仔鸡

原料：车前草、艾叶各15克，灯心草9克，黄仔鸡1 500克，大蒜20克，姜、葱、精盐、黄酒各5克。

制法：将前3味中药洗净，装入纱布袋内，扎紧口；仔鸡宰杀后，去毛、内脏及爪；大蒜去皮切片，姜切片，葱切段。将鸡放入炖锅内，将药包放入鸡腹内，加水1 500毫升，放入大蒜、葱、姜。将锅置大火上烧沸，打去浮沫，用小火炖煮1小时加盐调味即成。每天1次，每次吃鸡肉50克。

功效：健肝脾，消腹水，补气血。适于用肝硬化腹水消退后保健用。

鲜蘑炒鸡丝

原料：鸡胸肉50克，鲜蘑100克，青椒50克，油5克，料酒、精盐、淀粉、味精、高汤、胡椒粉各适量。

制法：鲜蘑洗净焯过，切条状；青椒切丝；鸡胸脯肉切丝，用料酒、精盐、淀粉调匀。炒锅放底油，烧热后煸炒青椒、鲜蘑，随后加入鸡丝、高汤、精盐、味精，大火急炒，湿淀粉勾芡，撒胡椒粉。

功效：调肠胃，加强免疫，滋阴护肝。

草果赤豆炖母鸡

原料：童子母鸡1只，草果6克，赤豆30克，盐适量。

制法：童子母鸡与草果、赤豆洗净入瓦罐同煮。鸡熟烂后可稍放点食盐。空腹时饮汤食肉。鸡肉，赤豆，草果温振脾阳。佐餐食用。

功效：补虚益气，利尿消肿。适宜用于肝硬化脾肾阳虚者。

黄精鸡膏

原料：黄精50克，老雄鸡1只，冰糖100克。

制法：宰杀雄鸡，去毛及内脏，脂肪也尽可能割除，洗净，切成小块。鸡块放砂锅中，加水10升，武火烧开，文火慢炖，随时除去浮起的泡沫及油脂。炖约5小时后，将黄精洗净，放入锅内，再继续慢炖，大约需7~8小时，至汤汁剩约1升时停火，用洁净的纱布过滤2~3遍。将滤出的透明汤汁倾入另一锅内，再以小火熬1~2小时。至汤汁剩0.5升时加入冰糖，溶化搅匀后停火，以陶器收贮，放置3~4小时后，即可凝冻为透明的固体鸡膏。

功效：补中益气，养阴生津适合于病毒性肝炎的肝阴亏虚型，症见胁痛隐隐，低热、腰酸、口干苦、手足心热，舌红苔少等。本方源于《食物补疗大典》。黄精性味甘平，能够补中益气，养阴生津，是著名的养阴药物。《本经逢原》记载："黄精，宽中益气，使五脏调和，肌肉充盛，骨髓强坚，皆是补阴之功"。加上鸡肉、冰糖，则补虚滋阴之力尤强。

陈皮木香鸡

原料：陈皮、木香各6克，仔鸡肉100克，蘑菇30克，植物油30毫升，姜、葱、精盐各5克。

制法：将木香、陈皮烘干，打成细粉；仔鸡肉洗净，切成3厘米见方的

肝病食疗药膳

块；蘑菇发透；去蒂根一切两半；姜切片，葱切段；把炒锅置大火上烧热，加入植物油，烧六成热时；放入姜、葱爆香，随即放入鸡肉、蘑菇、精盐、药粉，再加清水50毫升；用小火煲15分钟即成。每天1次，吃鸡肉50克。

功效：健脾和胃。适宜于慢性肝炎脾胃虚弱者食用。

鸡蓉白木耳

原料：干白木耳15克，鸡胸脯肉100克，熟火腿肉10克，面粉15克，鸡蛋清3个，猪肥肉20克，白酱油15毫升，奶汤100毫升，鸡汤500毫升，味精适量。

制法：白木耳用水泡1小时，择净，沥去水，冲入奶汤，放进笼屉旺火蒸20分钟，取出糟去汁。鸡脯肉切成薄片，与肥肉一并剁成泥状放在碗里，加入一个鸡蛋清及少量鸡汤，用筷子搅拌成糊。炒锅放在旺火上，下植物油，放入面粉研至乳白色时，加入鸡汤及白酱油、味精，调匀后锅离火，一边徐徐倾进鸡蓉糊，一边用勺不断搅动至出现鸡绒时，倒入白木耳略煮，起锅装在盖碗里，撒上火腿肉末即成。佐餐食用。

功效：滋阴益气，养胃生津。

鸡丝扒豆苗

原料：豌豆苗200克，鸡肉50克，油、盐、淀粉、料酒各适量。

制法：鸡肉切丝，加盐、湿淀粉抓匀。炒勺置旺火，加油，下鸡丝滑开，加豌豆苗、料酒、盐炒熟。

功效：补血益气，行滞开胃。主要用于慢性肝炎气滞血瘀又见气虚血弱的虚实夹杂患者。

砂锅什锦

原料：鸡肉、鱼肉、笋片、口蘑、海参各25克，白菜100克，蒜苗、海带丝各10克，葱、姜、盐、味精、酱油、料酒少许。

制法：葱、姜切末；鱼肉剁成细泥，用一点水打散，朝一个方向搅，搅至起黏性，加盐、味精、葱姜末，搅成肉蓉；鸡肉、笋、口蘑、海参切薄片；白菜切丝；蒜苗切段。锅加水，放葱、姜，调入少许酱油、料酒、味精、盐，开后下鸡片、口蘑，开锅倒入砂锅内，移小火煨，鱼肉蓉挤成小丸与海参、白菜、蒜苗海带丝一同下入，煮开。

功效：理气健脾，补中益气。

 金针菇鸡丝汤

原料：金针菇 50 克，鸡肉丝 50 克，水发木耳 25 克，蒜苗末 5 克，蛋清半份，湿淀粉、精盐、味精、香油各适量。

制法：将金针菇洗净，切成段。木耳切成丝。鸡肉丝加盐、蛋清、淀粉抓匀。炒勺置中火，加水，烧开后放金针菇、木耳，一焯捞入汤碗中。再下鸡肉丝焯熟，捞入汤碗，撒上蒜苗末。炒勺置旺火，加入汤、盐、味精烧开，撇浮沫，淋香油，浇于汤碗内即成。

功效：降血脂，抗肿瘤。适用于脂肪肝、肝癌患者，以及慢性肝炎伴高脂血症患者。

 鸡粥

原料：鸡肉 50 克，大米 50 克，精盐、姜片、葱末、香菜末各少许。

制法：将鸡肉洗净，放入锅内，加入姜片、葱末和水，烧沸后转小火煮熟，捞出晾凉，把鸡肉撕成丝。大米洗净，放入煮鸡汤锅中，烧开后用小火煮成粥，加入精盐、鸡丝再煮一会，撒上香菜末即成。

功效：益气滋阴，肝肾双补。尤其适用于肝肾阴亏诸症。

 香粳鸡丝粥

原料：香粳米 50 克，鸡脯肉 20 克，火腿肉 10 克，料酒、精盐、味精、葱花各少许。

制法：香粳米洗净，加清水 1 000 毫升，和鸡脯肉、火腿一起入锅，旺火煮沸后用小火煮，半小时后捞出鸡脯肉和火腿，用小火焖半小时，放进精盐、味精、料酒，略煮沸即好，盛入碗内，把鸡脯肉撕成细条，火腿切成细丝放在盛好的粥上，撒上葱花即成。

功效：益气滋阴，肝肾双补。尤其适用于肝肾阴亏诸症。

肝病食疗药膳

第五章

养血安神可补肝

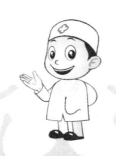

当 归

性味归经：味甘、辛，性温，归心、肝、脾经。

功效主治：能补血和血，调经止痛，润燥滑肠。

现代药理研究表明，当归对急性肝损伤的肝细胞膜和肝线粒体有明显的保护作用，可改善肝细胞内质网损害的组织化学改变、抗肝糖原减少，还能减少组织胶原的分量，使肝硬化程度减轻。同时又能增加肝组织核分裂相指数，具有促进肝再生作用。临床用来治疗慢性肝炎。

用法用量

煎服，5～15克。

用量过大偶有疲倦、嗜睡等反应，停药后可消失。阴虚内热、大便溏泄者均不宜服用。用药不当会加重出血、腹泻等症状。

 归附烧仔鸡

原料：乌骨仔鸡1只，制附片30克，当归20克，姜、葱、花椒、酱油、熟猪油、精盐、冰糖、胡椒、酒糟汁、肉汤各适量。

制法：将鸡宰后烫去毛，剖腹去内脏，剔除筋骨、脊骨，砍成小方块；姜葱洗净；附片、当归切片、洗净。炒锅置旺火上，下熟猪油，烧至六成热，下葱姜、花椒稍煸片刻，再放进鸡块，煸至发白、断血时，加酱油、精盐、肉汤、冰糖、当归、附片，煮沸，打去泡沫，改用小火煨至鸡肉熟软。加入胡椒、酒糟汁，共煮2小时左右，拣去葱、姜、当归、附片即成。佐餐食用。

功效：温补脾肾。适宜用于肝硬化脾肾阳虚者。

当归首乌蛋

原料：当归、何首乌各50克，鸡蛋10个，葱、姜、精盐、黄酒、味精、猪油各适量。

制法：将当归、何首乌洗净，并将何首乌切成长3厘米、宽2厘米的小块。将当归用布包好，与何首乌、鸡蛋一同放入锅内，加水适量，再放入葱、姜、精盐、黄酒等调料，用大火烧沸后，改用小火煮。待蛋熟汤稠后，去当归、何首乌，并且将蛋取出剥壳，再放入汤中煮3分钟，加入味精、精盐适量即成。吃蛋时用汤适量，连喝带吃，每天 1 次。

功效：养血益肾。适宜用于肝硬化头晕耳鸣、腰膝酸软、盗汗遗精、气虚便秘、心悸失眠等症。

当归郁金楂橘饮

原料：当归、郁金各 12 克，山楂、橘饼各 25 克。

制法：将上述 4 味同加水煎煮取汁，代茶饮。

功效：活血调肝，健脾降脂。适用于脂肪肝的预防和食疗。

汽锅乌鸡

原料：乌骨鸡 1 只，冬虫夏草、党参各 10 克，黄精、当归、熟地各 5 克，玉兰片、冬菇、黄酒、精盐各适量。

制法：乌骨鸡洗净、切块，与上述药物以及玉兰片、冬菇、黄酒、精盐均放入蒸锅内，加适量清汤。用布将两锅之间的缝隙堵严，蒸 2 小时，即可佐餐食用。

功效：滋补肝肾。适宜用于肝硬化有肝肾阴虚者。

五味子

通常认为北五味子品质比南五味子优良。《本草纲目》也记载："五味子今有南北之分。南产者色红，北产者色黑，入滋补药必用北产者乃良。"

性味归经：味酸，性温。归肺、心、肾经。

功效主治：收敛固涩，益气生津，宁心安神。

现代研究发现，五味子具有消炎作用，以遏制肝脏损伤；激活合成代谢过程，以促进受损肝细胞的修复；并能增强脱氧核糖核酸（DNA）合成物和鸟胺酸脱羧酶的活性，再生肝脏细胞。四氯化碳（CCl4）是对肝脏最具毒害的一种物质。研究显示，五味子的强效保肝功效能对抗 CCl4 的毒害作用。

五味子还具有抗防自由基侵害的作用。自由基是引起动脉粥样硬化、癌症、冠状心脏疾病和免疫力不足的主因，也是造成老化过程加速的罪魁祸首。五味子所含的木酚素是强效抗氧化剂，能抑制自由基，并能增加肝脏内的抗氧化剂－谷胱甘肽的水平。

用法用量

煎汤，1.5~6 克。

 红枣五味炖兔肉

原料：红枣 50 克，黑豆 150 克，五味子 10 克，兔肉 200 克，荸荠 100 克，姜、葱、蒜、精盐各 5 克。

制法：将红枣洗净，去核；黑豆洗净，去杂质，发透；五味子洗净，去杂质；兔肉洗净，切 4 厘米见方的块；荸荠去皮，一切两半；姜切片，葱切段。将兔肉、红枣、黑豆、五味子、荸荠、姜、葱、蒜、精盐，同放炖锅内，注入上汤或清水 500 毫升。将炖锅置大火上烧沸，打去浮沫，用小火煲 50 分钟至黑豆熟透即成。每天 1 次，每次吃兔肉 50 克，随意吃豆喝汤。

功效：补益肝肾，生津养血。适宜用于气血亏损，失眠，心悸，体虚无力者。

 五味滑鸡煲

原料：五味子 10 克，鸡肉 200 克，西芹 200 克，蘑菇 30 克，黄酒、姜、葱、精盐各 5 克，大蒜 10 克，植物油 50 毫升。

制法：将五味子洗净，去杂质；鸡肉洗净，切 4 厘米见方的块；西芹洗净，切 4 厘米长的段；蘑菇发透，去蒂根，撕成瓣状；姜切片，葱切段，大蒜去皮，切段。将炒锅放在大火上烧热，加入植物油，六成热时，下入姜、葱、蒜爆香，随即加入鸡肉滑透，再加入西芹、蘑菇、五味子、精盐，加清水或上汤 250 毫升，用小火烫 35 分钟即成。每天 1 次，每次吃鸡肉 50 克，随意吃西芹、蘑菇。

功效：生津安神，补益气血。适宜用于肝病兼神经衰弱者。

 五味金橘汤

原料：五味子 10 克，大枣 40 克，橘皮 30 克，冰糖适量。

制法：将以上 3 味用清水洗净；放入砂锅中，加适量清水；大火煮沸后，改小火煮 30 分钟左右，去渣取汁；最后放入冰糖，溶解后即成。分 2 次服用。

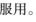

功效：疏肝解郁。3 味共用，增强疏肝解郁的作用；尤其适于转氨酶轻度升高，伴有食欲不振的患者。

 五味宁心汤

原料： 五味子 20 克，重 500 克活龟 1 只，丹参 12 克，合欢花、生姜各 10 克，猪瘦肉 100 克，陈皮 5 克，大枣 40 克，精盐适量。

制法： 将猪瘦肉洗净，斩成小块；宰龟取其肉和甲，备用；其余用料洗净，生姜拍烂；全部用料放入锅内，加适量水，小火煮 2 小时，加精盐调味即成。佐餐食用。

功效： 滋养肝肾，宁心安神。适宜用于肝肾阴虚型慢性肝炎及其他类型的慢性肝炎。

猪　肝

性味归经： 甘、苦，温。归肝经。

功效主治： 补阴，养血，明目。主治血虚萎黄，夜盲，目赤，浮肿，脚气。

用法： 煮食，煎汤，或入丸、散剂。

成分： 含蛋白质 21.3%、脂肪 45%、钙、磷、铁、核黄素、抗坏血酸、维生素（A、B_1、B_2、C）等。

 银耳猪肝汤

原料： 银耳 10 克，猪肝、小白菜各 50 克，姜、葱各 12 克，精盐 3 克，酱油 5 毫升，生粉 15 克，鸡蛋 50 克，植物油 20 毫升。

制法： 将银耳放入温水中泡发，去蒂根，撕成瓣状，猪肝洗净、切片；小白菜洗净，切 5 厘米长的段，姜切片、葱切段；猪肝放在碗内，加入生粉、精盐、酱油；打入鸡蛋拌匀挂浆，待用；炒锅置大火上烧热，加入植物油，六成热时，放入姜、葱爆香，注入清水 300 毫升，烧沸，放入银耳、猪肝，煮 10 分钟再放小白菜，断生即成。每天 1 次，吃银耳喝汤。

功效： 补肝明目，润肺养阴。适宜用于慢性肝炎患者，症状有血虚、面色萎黄、目赤、浮肿、脚气等。

首乌炒两肝

原料： 何首乌 10 克，猪肝、羊肝各 50 克，黑木耳 30 克，黄酒 5 毫升，姜、葱、精盐各 5 克，植物油 30 毫升。

制法： 将何首乌烘干，打成细粉；猪肝、羊肝洗净，切薄片；黑木耳发透去蒂根，撕成瓣；姜切片，葱切段；炒锅置大火上烧热，加入植物油烧至六成热时；放入姜、葱爆香；加入猪肝、羊肝、木耳、首乌粉、精盐，快速翻炒，断生起锅即成。每天 1 次。

功效： 补肝滋肾，益气养血。适宜用于慢性肝炎见头晕耳鸣、腰膝酸软、脚软无力、四肢疼痛、面色无华等症患者食用。

合欢花蒸猪肝

原料： 合欢花 10 克，新鲜猪肝 150 克，精盐适量。

制法： 将猪肝洗净切片，合欢花放碗中加水浸泡；猪肝加精盐少许，放入合欢花中，隔水蒸熟。佐餐食用。

功效： 疏肝理气，养肝止痛。适宜用于治疗肝郁气滞型急性无黄疸型肝炎患者。合欢花解郁安神，用于肝气郁结所致的胁痛、心神不安或虚烦失眠等；猪肝味甘性温，功能补虚损、健脾胃，配制药膳，以脏补脏。

香菇烧白菜

原料： 香菇 3 克，枸杞子、猪油各 10 克，白菜 200 克，猪肝 100 克，精盐、味精各适量。

制法： 将猪肝切成片；香菇用温水泡发后去蒂洗净；白菜洗净后切成 3 厘米长的段；炒锅上火，放猪油熬热，放入白菜烧至半熟；再将香菇、猪肝、枸杞子、精盐放入，加点肉汤或水，盖上锅盖烧烂，调入味精、盐即成。佐餐随意。

功效： 补益肝肾，清热利水。适宜用于肝肾虚弱、水湿内停的慢性肝炎，以及肝肾阴虚型慢性肝炎等症。

肝病食疗药膳

首乌肝片

原料：首乌液 20 毫升（制首乌 6 克，开水 20 毫升），鲜猪肝 250 克，水发木耳 25 克，青菜叶少许，醋、食盐、酱油各适量。

制法：把制首乌用开水泡 20 分钟后备用。热油爆锅后放入猪肝、木耳翻炒，片刻后放入青菜叶、制首乌水、调味品。油炒。

功效：益肝肾，乌须发。

 茵陈猪肝萝卜汤

原料：猪肝 500 克，萝卜 100 克，茵陈 10 克，陈皮 5 克，生姜 10 克，精盐、味精各适量。

制法：将猪肝洗净切片；萝卜洗净切块；与陈皮、生姜、茵陈同放入砂锅中，加适量清水；大火煮沸，小火煮 30 分钟；最后加精盐、味精调味即成。佐餐食用，喝汤吃肝。

功效：清热利湿，补益肝脏。适宜用于肝胆湿热型慢性肝炎，尤宜用于慢性肝炎有黄疸的患者。茵陈乃清热利湿退黄的要药，用量较少，但有药引子的作用；加上陈皮、生姜调理脾胃，使本方既可清热除湿退黄，又可补益肝脏；萝卜味辛甘，性凉，有下气化痰、消积宽中的作用；猪肝味甘而性温，功能补肝养血，明目去火，与萝卜合用，既可补益肝脏，又可消食化积。

猪肝粥

原料：猪肝、粳米各 100 克，枸杞子 15 克，葱、生姜、精盐、香油、酱油各适量。

制法：将猪肝洗净，切细；葱洗净切花；姜切细末；再将猪肝、生姜末同放碗内，加酱油拌匀备用；淘净的粳米、枸杞子按常法煮粥；粥将熟时放入猪肝末，再稍煮片刻；放入香油、葱花、精盐烧沸即成。早晚分次食用。

功效：补肝明目，清热养血。适宜用于慢性肝炎患者肝肾不足、阴血亏虚所致的夜盲症、目赤、贫血等症。枸杞子与猪肝配伍，可加强其补益肝脏的作用。

酸枣仁

性味归经：甘、酸，平。入心、脾、肝、胆经。

功效主治：养心安神，益阴敛汗。

酸枣仁味酸性平，功能养阴血、益心肝、安定心神，为滋养性安神药，是治疗虚烦不眠的要药。酸枣仁主要用于血虚不能养心或虚火上炎出现的心悸失眠等症，往往与茯苓、柏子仁、丹参、熟地等同用，如酸枣仁汤。若心肾不足、阴虚阳亢所致的虚烦失眠、心悸、健忘、口燥咽干、舌红少苔者，可配生地、玄参、柏子仁等养心滋肾药同用，如天王补心丹。

用法用量

煎服，10~18 克。近来临床取枣仁研末或研末后制成丸剂，每次吞服1.5~3 克。如果用治失眠，可以在临睡前吞服。

猪心枣仁汤

原料：猪心 1 个，酸枣仁、茯神各 15 克，远志 5 克，调味品适量。

制法：将猪心剖开，洗净。将茯神、枣仁、远志用细纱布袋装好，扎紧袋口，与猪心同放入砂锅，加水烧沸，打去浮沫，改用小火慢炖。至猪心熟透后，加入精盐、味精调味即成。饮汤食猪心。

功效：补血养心，益肝安神。适宜用于肝硬化失眠多梦、神疲乏力等症。

芝麻枣仁虾糕

原料：虾仁 200 克，猪肉 100 克，酸枣仁 15 克，远志 10 克，芝麻 150克，鸡蛋 3 个，面包片 24 片，生菜 300 克，精盐、味精、胡椒面、淀粉各适量。

制法：将酸枣仁、远志烘干研末；虾仁、猪肉剁成蓉；鸡蛋清、精盐、味精、胡椒面、湿淀粉和匀，搅成酱；芝麻洗净，晾干；鸡蛋黄、干淀粉调制成粉；将面包片两面分别抹上粉和酱，一面撒上芝麻，投入 5 成熟的油锅内炸成金黄色，捞起放条盘一端；另一端装上生菜（洗净后切成丝，用白糖、醋、香油调拌），即可食用。用作主食。

功效：温补脾肾。适宜用于肝硬化脾肾阳虚者。

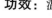

绿豆藕冬汤

原料： 酸枣仁 50 克，绿豆 200 克，连节大藕 500 克，竹签若干支。

制法： 用水浸泡绿豆、枣仁 30 分钟，处理干净备用；再将藕一端切断后把绿豆、枣仁装入藕孔中，待装满后；可将切断的藕盖于原处，用竹签插住并固定；然后放入锅中加冷水上火煮，直至藕烂熟即成。适量食藕饮汤，每天 2 次，连服 7 天。

功效： 清热退黄，养肝安神。尤适宜用于急性或慢性迁延性肝炎，症见胁痛，纳食差，口苦口渴，夜寐欠安，梦多不宁者。绿豆具有清热解毒等功效。藕具有消瘀清热、生津解渴等功效。酸枣仁养肝安神，与绿豆、藕同煮，可辅助治疗急性黄疸型肝炎。

桂　圆

性味归经： 味甘，性温。归心、脾经。质滋润，性平和，不滋腻，不壅气，为滋补良药，亦为药食两用之品。

功效主治： 补心脾，安神，益气血。

用法： 煎汤 10 ~ 15 克，熬膏服 10 ~ 15 克，大剂量 20 ~ 30 克，或浸酒饮服。

禁忌： 湿阻中焦，心肺火盛，痰火停饮及气膈郁结者，均宜忌用。

成分： 主含糖类，酸类，蛋白质，腺嘌呤，胆碱脂肪及多种维生素等。

药理作用： 能促进生长，强壮体质，延长常压耐缺氧存活时间，减少低温下死亡率。与蛤蚧提取物能抗应激，增强免疫功能，水浸剂能抑制真菌及痢疾杆菌及抑制宫颈癌细胞。

 山药桂圆粥

原料： 鲜山药 100 克，荔枝肉 3 个，桂圆肉 15 克。

制法： 将生山药去皮切成薄片，与桂圆、荔枝肉同煮，煮好后即可食用。

功效： 补中益气，化湿祛痰。适于慢性肝炎、脂肪肝、肝硬化属于痰湿中阻病证患者。

龙眼山药甲鱼汤

原料：甲鱼 1 只（约 500 克），龙眼 10 克，淮山药 30 克，生姜适量。

制法：将甲鱼宰杀，去肠杂，洗净，用开水冲洗掉血水。将龙眼、山药洗净，生姜洗净切片。把全部用料一齐放入炖盅内，加开水适量，炖盅加盖，文火隔开水炖 2 小时。然后调味即可食用。

功效：滋阴退热、养心安神之功。很适合慢性肝炎阴亏血少证。甲鱼肉营养丰富，含多量蛋白质，而且易于消化吸收。中医认为，甲鱼肉性味甘平，入肝经，能够滋阴凉血。《本草图经》云：其"补虚，去血热。"《日用本草》云：其"补劳伤，壮阳气，大补阴之不足。"《随息居饮食谱》云：它能够"滋肝肾之阴，清虚劳之热"。可见非常适合慢性肝炎肝阴不足者。甲鱼配山药益阴健脾，使脾健而肝和。龙眼补益心脾，养血安神，对肝病影响心脾，阴亏血少之失眠、心悸等有良好的疗效。生姜和胃醒脾，辟除鱼腥。注意：脾虚湿盛、消化不良者不宜食用。

木耳桂圆汤

原料：黑木耳 3 克，桂圆肉 5 克，冰糖适量。

制法：先将木耳用温水泡，摘去老蒂；桂圆肉洗净。在煮锅内，放入适量清水，用旺火煮沸，把木耳、桂圆肉放进锅内共煮，加冰糖调味。

功效：补益心脾，养血安神。适用于肝炎及肝癌患者气血不足、心悸怔忡、健忘失眠、血虚萎黄等症。

桂圆糟青鱼

原料：桂圆肉 30 克，青鱼中段 500 克，笋片、香糟各 100 克，熟猪油、黄酒、精盐、味精各适量。

制法：将青鱼中段洗净后，切成 5 厘米长、2 厘米宽的块，盛入碗内，加精盐拌匀，腌约 1 小时。将香糟放入碗内，加黄酒、清水调稀后，将青鱼块拌和，糟 4 小时左右取出，即成糟青鱼。将桂圆去核留肉，切碎，待用。将锅烧热，加汤 750 毫升、笋片、鱼块、桂圆肉丝、精盐。先用旺火烧沸，撇去浮沫，加入味精，再转小火滚 5 分钟左右，即可盛起装碗食用。佐餐食用。

功效：补血宁心，养益脾胃，利水化湿。适宜用于肝硬化贫血、健忘、失眠等症。

 龙眼肉粥

原料：龙眼肉 15 克，红枣 5 枚，粳米 60 克，白糖适量。

制法：龙眼肉洗净，同红枣、粳米同煮粥。如爱好食甜的病者，加入白糖即可。每次用量不宜过大，须温热服。

功效：养心安神，健脾补血。适宜用于肝硬化心悸失眠、贫血、腹泻、浮肿、盗汗等病症。凡风寒感冒、恶寒发热或舌苔厚腻者忌用。

 龙眼淮药糕

原料：淮山药 500 克，白砂糖 200 克，熟面粉 100 克，熟莲子、蜜饯青梅、龙眼肉、花蛋糕、白瓜子仁各 25 克，猪油、蜂蜜、樱桃各适量。

制法：将淮山药研粉，熟面粉、白砂糖加水揉成圆形，放平盘内，按成圆饼；用莲子、樱桃、龙眼肉、花蛋糕（切成菱形片）、瓜子仁，从外沿向内，分别摆上 5 圈，青梅（切成柳叶片）在当中摆成花叶形，余下花蛋糕切成小丁备用；用一张大绵纸盖于淮山药面饼上，上笼蒸约 15 分钟，取出去纸，洒上花蛋糕丁作花；再于锅内放适量清水，加蜂蜜，大火烧沸，撇去浮沫，入淀粉勾芡，加猪油后浇于饼上。空腹服食，每天 1 次。

功效：补益心脾，养血安神。适宜用于肝硬化血虚心悸、健忘失眠、脾虚泄泻、病后体虚、年老体弱、神经衰弱等病症。

 西洋参龙眼饮

原料：西洋参 6 克，龙眼肉 30 克，白糖 3 克。

制法：三味共置带盖碗中，在饭锅内隔水反复蒸成膏状即成。每晚服 1 匙。

功效：甘平补心，养血安神，养阴生津。适宜用于肝硬化肝郁脾虚者。

羊 肝

性味归经：甘、苦，凉。归肝经。

功效主治：养血补肝，明目。主治肝血不足所致的夜盲、视物昏花、血虚萎黄、障翳。

用法：蒸熟，煮食。

成分：含维生素 A、抗坏血酸、蛋白质、脂肪、核黄素等。

 枸杞羊肝羹

原料：枸杞子 12 克，羊肝 100 克，黄酒 5 毫升，姜、葱各 10 克，精盐 2 克，植物油 20 毫升。

制法：将羊肝洗净，用黄酒浸泡 20 分钟，取出剁成羊肝泥；枸杞子洗净，去杂质待用；把锅置大火上烧热，加入植物油，烧六成熟时；放入姜、葱爆香，加入水 250 毫升；放入枸杞子，用小火煮 5 分钟后；加入羊肝泥、精盐拌匀，再煮 5 分钟即成。

功效：养肝明目，益精补血。适宜用于慢性肝炎症见目昏、耳鸣、肝肾虚弱者。

 羊肝粥

原料：羊肝（切碎）50 克，粳米 50 克。

制法：煮米做粥，临熟时加入羊肝，煮熟调匀即成。

功效：补肝明目。适宜用于肝硬化夜盲、视力降低等症。

鸡 肝

性味归经：甘，微温。归肝、肾经。

功效主治：补肝肾。

用法：蒸熟，煮粥。

成分：含蛋白质 18.2%、脂肪 3.4%、碳水化合物 2%、维生素 A、硫胺素、核黄素、尼可酸、抗坏血酸、钙、磷、铁等营养物质。

 桑葚鸡肝汤

原料：桑葚 15 克，鸡肝 100 克，黄酒、酱油各 5 毫升，姜、葱各 12 克，精盐 3 克，鸡蛋 150 克，生粉 20 克，植物油 20 毫升。

制法：将桑葚洗净，去杂质；鸡肝洗净，切薄片；姜切片，葱切段；鸡蛋打入碗内，把鸡肝片放入，加入盐、酱油、生粉拌匀上浆，待用；炒锅置大火上烧热，加入植物油，烧六成热时，放入姜、葱爆香；注入清水300毫升，烧沸，加入桑葚、鸡肝煮5分钟即成。每天1次。

功效：补肝肾，息风止痛。适宜用于慢性肝炎，肝肾阴亏，见消渴、便秘、目暗、耳鸣、关节不利等症患者。

椒麻鸡肫肝

原料：鸡肫150克，鸡肝100克，枸杞子30克，莴笋片70克，葱、姜、酱油、醋、精盐、白糖、香油、花椒、味精各适量。

制法：将花椒拣去杂物及子，随同葱白、姜同时剁成细蓉，盛入碗内，加酱油、精盐、白糖、味精、醋、香油，调匀成汁待用；将枸杞子放锅内，加水适量，用小火煎20分钟，去枸杞子，将其汁液再浓缩10分钟，与椒麻料汁混合；将莴笋片用适量精盐腌片刻，挤干水分，盛入盆内；将鸡肫去老皮，刻上花纹（深度为鸡肫厚度的2/3），鸡肝切成薄片，下沸水锅氽熟后捞起，滤干水分，放在莴笋片上面。吃时浇上调料汁搅匀即成。佐餐食用。

功效：养肝补血。适宜用于肝硬化贫血者。

密蒙花鸡肝

原料：鸡肝1个，密蒙花9克。调味品若干。

制法：鸡肝、密蒙花加水150毫升炖熟。依据口味调配调味作料，蘸食。

功效：补肝明目，益肾补虚。适宜用于肝硬化肝肾阴虚者。

菠 菜

性味归经：甘，凉，无毒。入大肠、小肠经。

功效主治：养血生血，润燥生津，清热除烦，养肝明目，宽肠胃，通便秘。可用于高血压、高血脂、糖尿病、便秘、头昏头痛、目赤烦热、痔疮出血等症。

用法：凉拌，炒食，炖汤。

禁忌：脾虚易泻者少食。肾结石者不宜。

成分：含蛋白质、脂肪、维生素 C、胡萝卜素、粗纤维、钙、磷、铁、锌、烟酸、草酸、芦丁、生育酚、菠菜甾醇。

药理作用：①维护正常视力，促进儿童生长发育。②防治口角溃疡、舌炎、唇炎、阴囊炎、皮炎。③止血生血作用。④促进人体新陈代谢，抗衰老。⑤以往提出菠菜煮豆腐有弊的看法，是考虑菠菜中的草酸易与豆腐中的钙结合形成不溶于水的草酸钙，现在科学研究认为，这种看法是片面的，并重新提出菠菜煮豆腐无弊有益的意见。

虾皮菠菜粥

原料：粳米 30 克，菠菜 100 克，虾皮 5 克。

制法：锅加水上火，下米，沸后改小火，米煮烂，放虾皮、菠菜，稍煮。

功效：健脾益气，行气化湿。只用于脂肪肝痰湿中阻，大便溏泄，消化不良，胃口不佳。

菠菜鱼片汤

原料：鱼肉 50 克，菠菜 50 克，葱、姜、精盐、味精少许。

制法：鱼肉切薄片；菠菜切段；葱切段；姜切片。锅加水，下鱼、葱、姜，煮沸，投入菠菜段，放精盐、味精，盛入汤碗。

功效：养血生血，润燥生津，清热除烦，养肝明目，宽肠胃，通便秘。

蘑菇菠菜汤

原料：蘑菇 50 克，菠菜 50 克，葱、姜少许。

制法：蘑菇切丝，菠菜切段。锅加水，烧开，放蘑菇煮 5 分钟，下菠菜、精盐、味精煮开即可。

功效：抗癌，降糖，理气开胃。适宜各种癌症、糖尿病、白细胞减少症、传染性肝炎患者食用。

菠菜拌胡萝卜

原料：菠菜 150 克，胡萝卜 100 克，香油 2 克，酱油、精盐各少许。

制法：菠菜切段，胡萝卜切丝，分别入开水中烫一下，捞出，加酱油、精盐、香油，拌匀即可。

功效：滋补肝肾，养肝润燥。

香菇竹笋

原料：鲜竹笋 250 克，干香菇 50 克，菠菜 10 克，蒜苗 10 克，精盐、黄酒、味精、湿淀粉、麻油各适量。

制法：将香菇泡发洗净，放入碗中加水 100 克，上笼用旺火蒸约 30 分钟取出，汤汁留用。将香菇切成薄片，放入凉开水浸泡。将鲜竹笋削去皮，切成 3 厘米长的斜刀片，投入沸水中烫熟捞出，控干水。菠菜洗净，切成 2.5 厘米长的段。蒜苗切成 2.5 厘米长的段。炒锅置旺火上，加入清水 250 克，倒入蒸香菇的原汁及精盐、黄酒，待烧沸后，下香菇烫透捞出，盛入汤碗的一边。然后将竹笋下入炒锅烫透捞出，盛入汤碗的另一边，与香菇对称。最后下入菠菜及蒜苗烧沸，撇净浮沫，放入味精，用湿淀粉勾薄芡，盛入汤碗中，淋上麻油即成。

功效：调气舒肝。

菠菜鸭肝汤

原料：菠菜 200 克，鸭肝 50 克，玉竹 20 克，植物油 30 毫升，黄酒 5 毫升，姜、葱各 12 克，精盐 3 克，酱油少许。

制法：将玉竹发透，切 5 厘米长的段；菠菜洗净，切 5 厘米长的段，鸭肝洗净，切片；姜切片，葱切段；鸭肝、黄酒、精盐、酱油浸渍 20 分钟待用；菠菜用沸水炸透，捞起沥干水分待用；炒锅放在大火上烧热，加入植物油，烧六成热时，放入姜、葱爆香，注入清水烧沸，加入玉竹煮 10 分钟后，放入鸭肝、菠菜煮 5 分钟即成。每天 1 次。

功效：滋补肝肾，养肝润燥。适宜用于慢性肝炎、血虚萎黄、虚劳羸瘦、夜盲等症者食用。

木　耳

性味归经：甘，平。归胃、大肠经。

功效主治：凉血止血，和血养营，益气润肺，养胃润燥。主治阴虚肺燥，干咳无痰，或痰黏量少，胃阴不足，咽干口燥，大便燥结，吐血，便血，痢疾，痔疮出血。

用法：煎汤，煮，炖，炒食，或焙干研末服。

禁忌：便溏腹泻者不宜。

成分：除含大量营养素外，尚含有卵磷脂、脑磷脂、鞘磷脂、麦角甾醇。

药理作用：①抑制血小板凝集；②降低血中胆固醇，防治冠心病、动脉硬化、脑血管病；③抗癌作用；④美容作用。

 蘑菇什锦

原料：金针菇、水发黑木耳、香菇各50克，香油2克，味精、精盐各适量。

制法：金针菇、黑木耳、香菇入热水中，稍煮，捞出，拌入香油、味精、精盐。

功效：补气活血，降脂调肝。适用于肝炎、肝硬化证属气血瘀阻型患者饮食调理。

 蒜泥拌西葫芦

原料：西葫芦200克，水发海米15克，水发黑木耳25克，蒜泥30克，香油2克，精盐、味精、醋各适量。

制法：西葫芦去瓤，切条，与黑木耳一同放入开水锅中焯熟，捞出沥水；黑木耳切丝。西葫芦条、黑木耳、海米入盘，加精盐、味精、醋、蒜泥、香油拌匀。

功效：清肝利胆，降脂除烦。适用于肝炎、肝硬化、胆囊炎等疾病。

 木耳粥

原料：黑木耳10克，大米50克，大枣4枚。

制法：黑木耳浸泡半天。红枣去核与大米同煮，沸后，加入木耳煮至粥熟。

功效：健脾益气，降脂降压。适用于脂肪肝高血脂。

拌猴头菇

原料：猴头菇 200 克，黄瓜片 50 克，水发黑木耳 25 克，蒜泥 10 克，香油 2 克，盐、味精、醋各适量。

制法：猴头菇切片，与木耳一同入开水焯熟，沥水装入碗内，加黄瓜片、盐、味精、醋、香油、蒜泥，拌匀。

功效：滋肝肾，养精气。提高免疫能力。

 枸杞滑熘里脊片

原料：猪里脊肉 250 克，枸杞子 50 克，水发木耳、水发笋片、豌豆各 25 克，鸡蛋清 1 个。

制法：猪里脊肉切片后拌入蛋清备用。热锅下油，油热后放入肉片滑炒至熟后出锅备用（沥干油）。重新爆锅后放入木耳、笋片、豌豆、枸杞子翻炒，放入肉片，继续翻炒至熟，调味后出锅食用。油炒，并适当调味。

功效：滋阴养血，益气生津。适用于气血亏虚肝病患者食用。

 佛手瓜炒肉丝

原料：佛手瓜 150 克，猪里脊肉 50 克，水发黑木耳 25 克，油 10 克，葱丝、姜丝、料酒、湿淀粉、盐、味精各适量。

制法：佛手瓜切丝，入开水稍烫捞出；里脊肉、黑木耳切细丝。炒勺置中火，加油烧热，下肉丝划散，捞出沥油，底油煸葱姜，烹料酒、清汤，下肉丝、瓜丝、黑木耳丝翻炒，加盐、味精炒匀，再加湿淀粉勾芡。

功效：滋肝阴利胆道，清理肠胃。适用于慢性肝炎属阴虚者，以及胆囊炎排石。

家常汤

原料：猪肉、水发粉丝各 25 克，水发黄花菜、水发玉兰片、水发木耳各 10 克，料酒、酱油、盐、味精各适量。

制法：猪肉切薄片，加料酒、淀粉和酱油上浆；黄花菜切段；玉兰片切薄片。锅放汤水，投入粉丝、木耳、玉兰片和黄花菜，加料酒、酱油，烧沸后投入肉片划散，沸滚时，加入味精、盐调味即可。

功效：滋肝阴，增强免疫，清理肠胃。

黄瓜木耳汤

原料：黄瓜 100 克，木耳 5 克，味精、精盐各适量。

制法：黄瓜切厚块；木耳用温水浸发洗净，摘去硬蒂，沥去水分。锅加水，下黄瓜、木耳，煮沸停火，以味精、精盐调味。

功效：清热，祛湿。适用于肝炎、肝硬化、胆囊炎，以及脂肪肝的饮食调节。

苦菜汤

原料：鲜嫩苦菜 100 克，猪瘦肉丝、水发冬笋、水发木耳各 50 克，葱花、姜末、香菜末、精盐、味精、湿淀粉、酱油、醋、花生油各适量。

制法：将苦菜择洗干净，在开水中焯两遍，以去其苦味。水发冬笋洗净切细丝，木耳洗净撕碎。炒勺放旺火上，加花生油烧至六成热，放入猪瘦肉丝炒散，然后放入清汤，下笋丝、碎木耳、苦菜、葱花、姜末、精盐、酱油烧沸，撇去浮沫，用湿淀粉勾芡，加醋、味精，起锅盛汤碗内，撒上香菜末即成。

功效：清热去火，滋阴润燥。适用于肝炎热证。

胡萝卜

性味归经：甘，平。归脾、肝、肺经。

功效主治：健脾消食，补肝明目，下气止咳，清热解毒。主治消化不良，食积胀满，大便不利，肝虚目暗，夜盲，小儿疳积，目昏眼干，肺热咳嗽，百日咳，小儿麻疹，发热，疹出不透。

用法：煮熟，煎汤，生嚼，绞汁服。

禁忌：脾胃虚寒者不宜。

成分：含大量胡萝卜素、多种维生素、木质素、烟酸及 15 种氨基酸等营养成分，及槲皮素、山萘酚等。

药理作用：①促进冠脉血流；②降血压；③增强免疫；④抗癌作用。

熘豆腐

原料：豆腐100克，胡萝卜、油菜各50克，油5克，葱花、姜末、酱油、味精、盐、淀粉各适量。

制法：豆腐切块，胡萝卜和油菜切片，均用开水烫透，捞出控干。炒勺加油，油热下葱、姜、酱油、味精、盐，添一勺汤，调好口味，用水淀粉勾芡，然后放入豆腐、胡萝卜和油菜，颠翻均匀。

功效：补肝益肾，祛瘀活血。适宜用于肝癌患者饮食调养。

凉拌三色

原料：藕100克，卷心菜100克，胡萝卜50克，香油2克。

制法：藕切小片，沸水焯熟；卷心菜、胡萝卜切小菱形片，焯过。酱油、香油、醋、精盐、味精混合在一起，配成佐料液汁。将三种菜摆放在盘内，倒入佐料液汁，拌匀。

功效：清热生津，凉血散瘀。适用于肝肾阴虚和阴虚阳亢类型肝炎、肝癌患者，临床上伴各类出血症状者尤为适宜。

北沙参煲龟肉

原料：北沙参15克，胡萝卜、龟肉各100克，姜、葱、精盐各5克，植物油20克。

制法：将北沙参洗净，切片；胡萝卜洗净切块；龟宰杀后，去头尾，内脏及爪，留龟甲；姜切片，葱切段；炒锅置大火上烧热，加入植物油，烧六成热时，放入姜、葱爆香，随即加入龟肉、胡萝卜、沙参、精盐、鸡汤或清水300毫升，用小火煲60分钟即成。每天1次。

功效：滋阴潜阳。适宜用于慢性肝炎日久不愈，阴虚阳亢，牙龈出血，胁下硬结者食用。

胡萝卜煲田螺

原料：胡萝卜200克，田螺肉100克，酱油5毫升，姜、葱、精盐各5克，白糖10克，植物油30毫升。

制法：将胡萝卜洗净，切4厘米见方的块；田螺肉用清水漂去泥，洗净，切片；姜切片，葱切段；炒锅置大火上烧热，加入植物油，烧六成热时，放入姜、葱爆香，随即加入田螺、胡萝卜、精盐、白糖、酱油，水300毫升，用大火烧沸，小火煲30分钟即成。每天1次，吃田螺肉50克，胡萝卜100克，佐餐食用。

功效：清热解毒，消肿止痛。适宜用于急性黄疸型肝炎患者。

 胡萝卜生菜汤

原料：胡萝卜100克，青生菜50克，精盐少许。

制法：先将胡萝卜切成丝，煮熟捞出；青生菜切丝。分别下入沸水略焯捞出，装入汤碗内，加进滚开清汤，精盐调味即成。

功效：健脾，化滞。适用于肝炎患者消化不良，饮食减少。

补阳强肾法常用中药材有芜荽、杜仲、肉苁蓉等；常用的食材有羊肉、鹿肉、虾、鸽蛋、胡桃肉等。

这类食品具有温补脾肾之阳气的作用，适用于肝病后期，脾肾阳气不足，症见形寒肢冷、下利清谷、小便清长、四肢水肿或腹水等。

第六章

滋阴除烦可柔肝

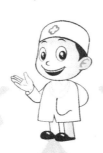

芍 药

性味归经：

白芍：苦、酸、甘，微寒。归肝、脾经。功效养血调经，柔肝止痛，敛阴止汗，平抑肝阳。

赤芍：苦，微寒。归肝经。功效清热凉血，散瘀止痛。本品味苦性寒，入肝经，走血分，长于活血，消肿祛瘀止痛之力较强。

用法用量

欲其平肝、敛阴多生用；用以养血调经多炒用或酒炒用；阳衰虚寒之证不宜单独应用；反藜芦。

赤芍：治疗肝炎用量以 30 克居多；也有不少医家用量更大，尤其在治疗黄疸时，个别医家甚至用到 80 ~ 90 克。在治疗脂肪肝、肝硬化时，以 15 ~ 20 克为主。

白芍：在不同的肝胆病证中，用量没有显著差别，均以 10 ~ 15 克为主。在治疗肝胆病的方剂中，"芍药"使用率极高，多数方剂非"白"即"赤"，必有芍药；部分医家则以赤白芍配伍入药。编者统计，治疗肝胆病的方剂中 68.6% 使用了白芍或赤芍。这一比例接近七成，意味着本药在实际的临床使用中很少受到病证的分型限制。

 青皮白鸭汤

原料：郁金、香附子、白芍各 9 克，白鸭肉 500 克，青皮、陈皮、姜、葱、精盐各 5 克。

制法：将青皮、陈皮、郁金、香附子、白芍装入纱布袋内，扎紧口；姜拍松，葱切段；鸭肉洗净，切 4 厘米见方的块，放入炖锅内，加入清水 800 毫升，放入药包、姜、葱；锅置大火上烧沸，再用小火炖煮 50 分钟加盐调味即成。每天 2 次。

功效：疏肝理气。适宜用于急性病毒性肝炎有肝郁气滞、胁下隐痛、胸闷的患者。

杞地白芍汤

原料：枸杞子、熟地黄各 30 克，白芍 15 克，大枣 50 克，生姜 10 克，陈皮 6 克。

制法：生姜拍烂，备用；全部用料放入锅内，加适量水，小火煮 2 小时，调味食用。

功效：滋补肝肾。适宜用于慢性肝炎，以及肝肾阴虚型慢性肝炎。

 佛手茯苓牛肉汤

原料：佛手、生姜各 10 克，茯苓 25 克，白芍 15 克，陈皮 5 克，牛肉 150 克，大枣 50 克，精盐适量。

制法：将牛肉洗净，斩成小块；其余用料洗净，生姜拍烂，备用；全部用料放入锅内，加适量水，小火煮 3 小时，加精盐调味即成。佐餐食用。

功效：补脾柔肝，祛湿止泻。适宜用于急性无黄疸型肝炎患者。

枸　杞

性味归经：味甘，性平，归肝、肾经。

功效主治：功能补肾，益精，养肝，明目，延年益寿。主治肝肾不足之慢性肝炎、糖尿病等。

现代药理研究显示，枸杞子有保护肝脏，抑制脂肪肝，促进肝细胞再生，以及提高机体免疫功能，抗恶性肿瘤的效果。

用法用量

煎汤、浸酒、入丸散或配制药膳食用。用治肝病每次 10 ~ 15 克，可用以煮粥、制作菜肴，亦可冲泡代茶常饮。

 枸杞爆鸡丁

原料：生鸡脯肉 150 克，枸杞子 10 克，水发玉兰片、荸荠各 30 克，鸡蛋清 1 个，淀粉 25 克，牛奶 40 克，葱、姜、蒜、精盐、味精各适量，鸡油 15 克，植物油适量。

制法：枸杞子用清水洗净放碗中蒸 30 分钟；鸡胸脯肉切成 1.2 厘米方

丁；玉兰片切成长 1.8 厘米、宽 1 厘米的长方形；荸荠切成 1 厘米方丁；葱切末，姜去皮切成细末，蒜拍成末，淀粉用水泡上。取一个碗放入葱末、蒜末、精盐、味精、牛奶、水淀粉，配成芡汁。另取一个碗放入鸡丁、鸡蛋清、水淀粉浆好。将炒勺放在旺火上，加入植物油，待油烧至 5 成热时，将炒勺端离火口，将浆好的鸡丁放入。接着将炒勺放回火口，放入玉兰片、荸荠丁，急速倒入漏勺内，滤去油。再将炒勺放回火上，倒入鸡块和蒸熟的枸杞子等，随后倒入配好的芡汁，翻炒数次，淋上鸡油即成。佐餐食用。

功效：补肝益肾，温中补气。适宜用于肝硬化腰膝酸软、头昏耳鸣、眼目昏花、视力减退、虚劳咳嗽、小便频数等症。

鸡蛋炒杞叶

原料：鸡蛋 3 个，嫩枸杞叶 400 克，鲜净春笋 50 克，精盐、白糖、熟猪油、香油各适量。

制法：将枸杞叶、鲜春笋分别洗净，枸杞叶沥干水分备用。将鲜春笋放在砧板上，用刀将它一切两开，再切成约 3 厘米长、1 厘米宽的薄片，放盘内。炒锅上火，放熟猪油烧热。将鸡蛋搅匀炒熟，再将枸杞叶、春笋同倒入煸炒，加精盐、白糖，翻炒数次，加香油起锅装盘即成。

功效：宁心醒神，利水清胃。适宜用于肝硬化神经衰弱、失眠等症。

枸杞田螺汤

原料：枸杞子 20 克，田螺肉 100 克，小白菜 200 克，姜、葱、精盐各 5 克，植物油 30 毫升。

制法：将枸杞子洗净，去杂质；田螺肉清水漂去泥，洗净切片；小白菜洗净，切 5 厘米长的段；姜切片；葱切段；炒锅置大火上烧热，加入植物油，烧至六成热时，放入姜、葱爆香，加入田螺炒匀，注入清水 500 毫升，加入枸杞子，用大火烧沸，加入盐、小白菜；用小火煮 6 分钟即成。每天 1 次，每次吃田螺肉 50 克。

功效：补肝益肾，清热解毒。适宜用于急性黄疸型肝炎同时患有肾病的患者。

枸杞子炖银耳

原料： 银耳20克，枸杞子25克，冰糖（或白糖）150克，鸡蛋2个。

制法： 银耳泡发，除去杂质，洗净，枸杞子洗净沥干，打蛋取蛋清。砂锅加开水烧沸后加入蛋清、糖搅匀，再烧沸，即放入枸杞子和银耳，炖片刻即成。佐餐食用。

功效： 解毒滋阴。

百果糕

原料： 糯米750克，粳米、白糖各250克，核桃仁、熟黑芝麻、苡仁、淮山药各100克，枸杞子50克，蜜橘红、香油各10克。

制法： 核桃仁用开水泡胀去衣，入油锅炸酥，捞起切细；淮山药研成粉；蜜橘红切细粒。上述用料加枸杞子、苡仁等同时，再加入白糖拌匀即成百果糕料。糯米和粳米洗净后研成粉，加水少些，揉匀，分成小块，放入笼内蒸熟。倒入盘内，稍冷，加入白糖与香油揉匀，然后铺一层米糕粉，撒一层百果糕料，上面再放一层米糕粉，做成夹心百果糕。佐餐食用。

功效： 补肝肾，健脾胃。适宜用于肝硬化肝肾不足、脾胃虚弱。

菊花枸杞粥

原料： 鲜枸杞子200克，菊花10克，粳米100克，猪肉末50克，豆豉汁、精盐、味精、麻油、红糖各适量。

制法： 将枸杞子拣洗干净备用；粳米淘净放入砂锅中，加适量清水，用小火煮至米粒开花，加入猪肉末、豆豉汁、枸杞子、菊花、精盐、味精、麻油，稍煮后便可食用，食时可调入红糖。早晚分次食用。

功效： 益肾养肝，降压明目。适宜用于慢性肝炎患者因肝肾阴虚而见视物模糊、夜盲症等症。

参归羊肉汤

原料： 党参、枸杞子各15克，羊肉150克，当归、生姜各10克，大枣

10 枚，精盐适量。

制法：将羊肉洗净，斩成小块；其余用料全部洗净，生姜拍烂，备用；全部用料放入锅内，加适量水；小火煮 3 小时，加精盐调即成。当菜佐餐，吃肉饮汤。

功效：健脾补肝。适宜用于肝郁脾虚型慢性肝炎。

北沙参

性味归经：甘、微苦，微寒。归肺、胃经。

功效主治：功效养阴清肺，益胃生津。

本品有养胃阴，清胃热，生津液之功。单用本品水煎服即效，亦常配麦冬、石斛等养胃生津药同用以增强药力。

用法用量

煎服，10 ~ 15 克。鲜品 15 ~ 30 克。感受风寒而致咳嗽及肺胃虚寒者忌服。反藜芦。

肝病食疗药膳

玉参焖老鸭

原料：老鸭 1 只，玉竹 50 克，北沙参 50 克，料酒 5 毫升，食盐 2 克，葱 2 段，姜 1 片，味精 1 克，香油 2 毫升，清水 1500 毫升。

制法：把老鸭拔毛、去除内脏，清洗干净血污后，整个放入砂锅内，再把玉竹、沙参、料酒和清水也放入锅里，用大火加热；待汤煮沸后，撇去汤面上的浮沫，改用文火煮约 1 小时；等鸭肉熟烂、汤水香浓时，放入葱、姜、食盐、味精、香油搅拌均匀即可。

功效：滋阴生津，健胃润肺。适用于肝病患者，因肺胃阴亏导致的食欲不振、久咳气喘、口渴多饮、少食消瘦、皮肤干燥、喉咙红肿、潮热盗汗、心悸烦躁、痰液黏稠及便秘等。

茯苓菠菜汤

原料：菠菜 300 克，茯苓 25 克，北沙参 10 克，淡鸡汤 600 毫升，清水 300 毫升，花生油 30 毫升，精盐 1.5 克，味精 1 克，姜 1 块，葱白 1 段。

制法：先把茯苓和沙参放入锅中，加 300 毫升清水，煎成 200 毫升药汁，滤去药渣和杂质；葱白切成 3 厘米长的段，姜切片，菠菜切成 3.5 厘米长的段再用沸水略焯一下。然后，炒锅加油，放葱、姜和精盐爆香，倒入菠菜、药汁和鸡汤。最后待汤滚开后放味精、精盐调味即可。

功效：生津止渴，滋阴润燥，养血健胃。适用于肝病患者合并糖尿病、口干消渴、小便不利、食欲不振、大便燥结等。

百　合

性味归经：味甘，性微寒。归肺、心经。

功效主治：养阴，清心。

本品所含秋水仙碱具雌激素样作用，可以抑制癌细胞有丝分裂，阻止癌细胞的增殖。百合含的多种生物碱，对白细胞减少症有预防作用，能升高血细胞，对化疗及放射性治疗后白细胞减少症有治疗作用。百合在体内还能促进和增强单核细胞系统的吞噬功能，提高机体的体液免疫能力，因此对多种癌症均有较好的防治效果。

用法用量

煎服，10～30 克。风寒咳嗽及中寒便溏者忌服。另有服食百合可引起心烦心悸、面色潮红、坐卧不安、全身有蚁行感，以头部为甚的过敏反应的报道，大量服食时宜慎。

三七百合煨肉汤

原料：三七粉 5 克，百合 30 克，兔肉 250 克，料酒、葱花、姜末、精盐、味精、五香粉各适量。

制法：将百合洗净，放入清水中浸泡一下，待用。将兔肉洗净，切成小块，放入砂锅，加水适量，大火煮沸后撇去浮沫，加入百合、料酒、葱花、姜末，改用小火煨煮至兔肉、百合熟烂酥软，趁热调入三七粉，加精盐、味精、五香粉各适量，拌匀即成。

功效：养血活血。

百合银耳羹

原料：百合 50 克，去心莲肉 50 克，银耳 25 克，冰糖 50 克。

制法：先将百合、莲肉用温水泡半个小时，洗净。把银耳用冷水泡软，去掉蒂头，用清水洗去泥沙，待用。在煮锅里加水，把百合、莲肉放入，用旺火煮沸，再加入银耳。转为用文火煨至汤汁稍黏，加冰糖，冷后即可食之。

功效：清心安神，益阴养胃。适用于肝胆病患者胃热嘈杂，消化不良。

百合绿豆粥

原料：绿豆 50 克，百合 50 克，糖桂花少许。

制法：绿豆洗净放入锅中浸泡 4 小时。百合去除污泥，一瓣瓣剥下，去除百合的老皮，用清水洗净。将绿豆放入锅内加清水 500 毫升，炉上烧沸，移入小火焖至绿豆开花，再放入百合烧酥，然后放入糖桂花拌匀即可。

功效：清热解毒，利湿化痰，滋阴除燥。适用于肝炎、肝硬化等肝病。

百合玉竹汤

原料：百合 30 克，玉竹 20 克，蛤蜊肉 50 克，食盐 1 克，味精 0.5 克，清水 300 毫升。

制法：先把蛤蜊肉用清水浸泡 30 分钟左右，捞出后清洗干净沙子和杂质，切成 1 厘米见方的小块；然后把蛤蜊肉、玉竹和百合一起放进砂锅，倒入清水，用大火煮 40 分钟左右，待肉熟后放食盐和味精进行调味即可。

功效：滋阴润肺，生津养心。适用于肝硬化、慢性肝炎、肝癌患者，因阴虚津亏所致的干咳消渴、咳嗽少痰、口干欲饮、心烦气躁、精神萎靡、失眠健忘、多梦烦躁等症。

百合竹茹豆腐

原料：百合 20 克，枸杞子 15 克，竹笋 50 克，虾仁 100 克，豆腐 200 克，葱 10 克，姜、盐各 3 克，素油 50 毫升。

制法：百合洗净入碗，加水适量，隔火蒸熟。竹笋发透，洗净切片。豆腐切块，葱姜洗净切碎，枸杞子和虾仁洗净。炒锅放在武火上，加入素油烧至六成热时，放入葱、姜爆出香味，加入其余各味及水 50 毫升，煮沸 10 分钟即成。每天 1 剂，分 2 次佐餐食用。

功效：补肝肾，降血压。适合于慢性肝炎属肝肾阴虚型患者食用。

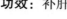

苡仁百合粥

原料：薏苡仁 200 克，百合 50 克，冰糖适量。

制法：将薏苡仁、百合洗净，然后将薏苡仁用清水浸泡 1 小时；两者放入砂锅，加适量水，用大火煮沸，小火煮 1 小时左右，米烂粥成以冰糖调味即可。早晚分次食用。

功效：健脾除温，清心安神。适宜用于肝郁脾虚证偏于脾虚者。

 二冬甲鱼汤

原料：甲鱼 1 只，天冬、麦冬各 15 克，枸杞子 5 克，百合 10 克，火腿 50 克，黄酒、葱、姜适量。

制法：甲鱼去头及内脏、爪、尾等，洗净放入锅中，兑水煮沸后，小火烧 20 分钟，取出剔去上壳和腹甲，切成 3 厘米段。将甲鱼段和上述原料均放锅里，加适量清汤炖煮，至甲鱼熟透。饮汤食肉。

功效：滋补肝肾。适宜用于肝硬化肝肾阴虚者。

黄 精

黄精，又名老虎姜、鸡头参。为百合科植物滇黄精、多花黄精的干燥根茎。

性味归经：味甘，性平，归脾、肺、肾经。

功效主治：有补脾润肺，养阴生津的功效。

黄精具有降血压、降血糖、降血脂，防止动脉粥样硬化及肝脏脂肪浸润，延缓衰老和抗菌等作用；黄精多糖具有免疫激活作用。

黄精的水或乙醇提取液能显著降低血三酰甘油和总胆固醇，对高密度脂蛋白胆固醇则无明显影响。

用法用量

煎服，10 ~ 30 克。凡脾虚有湿，咳嗽痰多及中寒泄泻者忌用。

 杞精炖鹌鹑

原料：鹌鹑 1 只，枸杞子、黄精各 30 克，盐、味精少许。

制法：将鹌鹑宰杀，去毛及内脏，洗净。枸杞子、黄精装鹌鹑腹内，加水适量，文火炖酥，加盐、味精适量调味即成。吃肉喝汤，每天1次。

功效：滋养肝肾，补精益智。适合于肝肾不足、精血亏虚型高血压患者食用。

黄精桃仁粥

原料：核桃仁、黄精各30克，粳米100克。

制法：前2味拣去杂质后，碾成末，与粳米煮成粥即成。每天1剂，分2次服食。

功效：补虚益精，益肾降压。适用于肝肾阴虚型高血压患者。

枸杞鸽蛋汤

原料：枸杞子15克，鸽蛋3个，黄精15克，龙眼肉10克，冰糖25克，清水700毫升。

制法：先把黄精洗干净后切成段，枸杞子和龙眼肉用温水浸泡10分钟左右，捞出后用凉水清洗干净；然后把枸杞子、黄精和龙眼肉一起放进砂锅里，倒入700毫升清水，用大火煮沸。15分钟后加冰糖，把鸽子蛋打入汤中，再煮约5分钟即可。

功效：阴阳双补，养肝益肾。适用于食欲不振、面容枯黄、形体消瘦、四肢无力、气短气喘、视力下降、失眠心悸、烦乱多梦、须发早白、男子遗精、妇女月经不调等。也适宜于常人服用，尤其是老年人，更能起到强身健体、延缓衰老的作用。

黄精蒸鸡

原料：黄精30克，党参30克，山药30克，母鸡1只约1 000克；生姜、葱、川椒、食盐、味精适量。

制法：将鸡宰杀，去毛及内脏，洗净，剁成1寸见方的块。放入沸水锅烫3分钟捞出，洗净血沫，装入气锅内。加入葱、姜、食盐、川椒、味精。再加入黄精、党参、山药，盖好汽锅盖。上笼蒸3小时即成。

功效：补气健脾，益精养血。

精芪桃仁煨乳鸽

原料：乳鸽 1 只，黄芪 20 克，黄精 15 克，败酱草 15 克，桃仁 12 克，精盐、葱、姜、酒各少许。

制法：将乳鸽去毛弃肠洗净后，切成数块待用；将药物洗净放于烧锅内，加水适量煮沸，再用小火煎 20 分钟，去渣存汁，将乳鸽放入锅中，加精盐、葱、姜、酒适量，煮酥即可食用。佐餐食用。

功效：疏肝理气，活血化瘀。适宜用于肝硬化气滞血瘀者。

女贞子

性味归经：味甘、苦，性平。入肝、肾经。

功效主治：滋肾益肝，乌须明目，强腰膝。主治肝肾阴虚、头晕目眩、耳鸣、腰膝酸软等。

女贞子甘苦而凉，即善补益肝肾，又能清虚热，尤适用于肝肾亏损，虚热内生之病证。

用法用量

水煎服，10 ~ 20 克。或入丸、散。外用熬膏点眼。脾胃虚寒泄泻者忌用。

用于慢性肝病肝肾阴虚见腰膝酸软，五心烦热、大便干燥，口干口苦者，女贞子可与旱莲草、枸杞子等滋补肝肾之品配伍使用，效果更佳。若治慢性肝炎、早期肝硬化证属阴虚夹湿者，可与墨旱莲、沙参、丹参、白背叶根等滋阴活血、清热除湿之品配伍。

 女贞决明汤

原料：女贞子 15 克，黑芝麻、桑葚、草决明各 10 克。

制法：水煎，早晚空腹温服，日服 1 剂。

功效：滋补肝肾，清养头目，润肠通便。适用于肝肾阴虚所致头晕眼花、高脂血症、便秘及动脉硬化症者。

 女贞旱莲蜂蜜饮

原料：女贞子、旱莲草各 50 克，蜂蜜 50 毫升。

制法：将女贞子、旱莲草洗净切碎，加水适量，用小火浓煎 2 次，每次 30 分钟，合并 2 次滤汁，用文火浓缩至 200 毫升，加入蜂蜜调匀即成。

功效：补益肝肾，滋阴降压。

 三子补肾糕

原料：菟丝子 10 克，金樱子 10 克，女贞子 20 克，狗脊 10 克，淫羊藿 10 克，发面 1 200 克，白砂糖 300 克，苏打 10 克，鸡蛋 5 个。

制法：把菟丝子、金樱子、女贞子、狗脊和淫羊藿都洗干净，烘干，研磨成粉末状；把发面、白砂糖、鸡蛋、苏打和研磨好的药材粉末混合在一起，揉成软硬适中的面糊；把干净纱布浸湿后平铺于蒸笼上，在纱布上摆一框型木模，把面糊倒入木模中，并摊平整，大火加热；待发糕熟后将木模翻转倒扣至案板上，将发糕取出，切成小块即可食用。

功效：壮阳益肾，温精固里。适用于肾虚阳亏所导致的四肢酸软、关节风湿疼痛、阳痿早泄、遗精滑精、头晕目眩、视力下降等症，常人服用也有强身健体的功效。

 清蒸带鱼女贞

原料：女贞子 20 克，带鱼 1 条，食盐 1 克，味精 0.5 克，清水 200 毫升，葱 1 段，姜 2 片，香油 1 毫升。

制法：先把带鱼剁去头、鳃和尾，去除内脏，刮洗干净鱼鳞，切成 5 厘米左右的块；然后把加工好的带鱼放置在蒸盘内，把葱段、姜片和女贞子摆放在鱼身上，撒上食盐，加入清水，上笼用大火蒸 40 分钟左右；最后待鱼肉熟烂后拣去女贞子、葱段和姜片，放香油和味精进行调味，即可食用。

功效：滋阴养血，养肝益肾。适用于高血压合并糖尿病，因肝肾阴亏所导致的食欲不振、形消体瘦、面色无光、肝区疼痛、腰腿乏力、关节麻木疼痛、疲惫倦怠、精神萎靡等症。本品对慢性肝炎的治疗也有一定的帮助。

 桑葚蛋糕

原料：桑葚、旱莲草各 30 克，女贞子 20 克，鸡蛋 8 个，白糖、面粉各 250 克，发面、碱水各适量。

制法：将以上前 3 味药水煎 20 分钟取汁，倒入盛面粉的盆内，加白糖、鸡蛋、发面拌匀，揉成面团。待其发酵后，再加碱水揉好，做成蛋糕，上笼蒸 15 分钟即成。佐餐食用。

功效：滋补肝肾，润肺和中。适宜用于肝硬化阴虚体弱、眩晕失眠、腰膝酸软等症。

 兔肝杞贞汤

原料：枸杞子 12 克，女贞子 9 克，兔肝 75 克，绿叶菜 100 克，黄酒 10 毫升，姜、葱 10 克，精盐 3 克，植物油 20 毫升。

制法：将枸杞子、女贞子洗净，去杂质；兔肝洗净，切薄片；绿叶菜洗净，切 5 厘米长的段；姜切片，葱切段；炒锅置大火烧热，加入植物油，烧六成热时，加入姜、葱爆香，注入清水 300 毫升，烧沸，放入兔肝、黄酒、精盐、枸杞子、女贞子、绿叶菜，煮 10 分钟加盐、味精调味即可。每天 1 次。

功效：滋阴补肝，益肾明目。适宜用于慢性肝炎等肝病，属于肝肾阴虚，症状头晕眼花、阳痿者。

麦 冬

性味归经：甘、微苦，微寒。归心、肺、胃经。

功效主治：养阴润肺，益胃生津，清心除烦。

品善能益胃生津、清热润燥，为治胃阴不足诸证之佳品。又有养阴清心，除烦安神之效。治阴虚有热的心烦不眠，常与生地黄、酸枣仁等同用。

用法用量

煎服，10 ～ 15 克。外感风寒或痰饮湿浊的咳嗽，以及脾胃虚寒泄泻者均忌服。

 绞股蓝交藤饮

原料：绞股蓝 10 克，夜交藤 15 克，麦冬 12 克。

制法：上药煎水，或沸水浸泡饮。

功效：本方以绞股蓝益气安神，夜交藤养心安神，麦冬养阴清心。用于肝病患者气虚、心阴不足，心悸失眠，烦热不宁。尤其适用于脂肪肝患者的日常调理，并有很好的降脂功效。

生脉茶

原料： 五味子5克，党参15克，麦冬10克，清水400毫升。

制法： 把五味子、党参和麦冬倒入水中，煎茶饮用。

功效： 滋阴润燥，生津止渴，益气补虚。适用于心脾两虚导致的口干消渴、气喘乏力、精神不振及盗汗等症状。

生脉粥

原料： 人参6克，麦冬30克，丹参30克，五味子15克，粳米100克，红糖适量，生姜6片。

制法： 将麦冬、丹参、五味子洗净煎取浓汁。人参切成薄片，与淘净的粳米一起煮粥，粥将熟时放入药汁和红糖，稍煮即可。每天早、晚餐服用。

功效： 益气养阴，活血化瘀。适用于肝硬化、肝癌患者心血瘀阻型或气阴两虚。

麦冬海带煲乌鸡

原料： 麦冬15克，海带100克，乌鸡1只（500克），姜5克，葱10克，盐5克，上汤400毫升，素油30毫升。

制法： 把麦冬洗净，去杂质。海带洗净，切4厘米长的段。乌鸡宰杀后去毛、内脏及爪，用沸水煮透，切成3厘米见方的块。炒锅置武火上烧热，加入素油，烧六成热时，加入姜、葱爆香，加入乌鸡、盐、海带、麦冬、上汤，用文火煲1小时即成。每天1次，每次吃鸡肉50克。

功效： 滋阴补肾。适合于高血压证属肾阴亏损型患者食用。

橄榄百合汤

原料： 鲜橄榄30克，鲜百合30克（干者15克），麦冬15克，胖大海10克，冰糖适量。

制法： 橄榄洗净打碎，胖大海先泡发，砂锅内放清水，与百合、青冬、同煮半小时，去渣，加入冰糖，煮沸即可。

肝病食疗药膳

功效：清热解毒，滋阴利咽。适宜于高血压肝肾阴虚患者，以及其他类型高血压有口腔、咽喉溃烂，口干、声音嘶哑、舌红少苔等症状的治疗。

地 黄

性味功效：（1）生地黄：生地黄为玄参科植物地黄的干燥块根，也称"干地黄"。味甘，性寒，归心、肝、肾经。主要功能清热凉血，养阴，生津。现代医学认为，地黄煎剂和醇浸剂具有保肝、止血、利尿、抗炎、抗放射作用，另有延缓肝细胞对皮质醇的分解代谢的效应。

（2）熟地黄：玄参科植物地黄的块根经加工蒸晒而成。味甘，性微温。归肝、肾经。补血调经，滋阴益精。主治血虚萎黄，眩晕心悸，肝肾阴亏，潮热盗汗，阳痿遗精，腰膝酸软，消渴，头目昏花，须发早白，肾虚喘促等。

用法用量

煎汤，10～30克；或熬膏；鲜品可捣汁。脾虚腹泻，胃虚食欲不佳者忌用。忌与萝卜、葱白等同时食用。忌用铜铁器皿煎煮。

玉竹地黄鸭

原料：玉竹30克，生地黄40克，大枣6枚，老鸭1只（约800克），猪骨汤300毫升，混合油80毫升，料酒、食醋、姜片、精盐、胡椒粉、酱油、葱花、味精各适量。

制法：玉竹、生地黄分别洗净，大枣（去核）洗净。老鸭宰杀后去毛，去内杂，切成块，放入适量料酒、食醋、精盐、酱油腌10分钟。将腌好的鸭块在油锅内走油后，与生地黄、玉竹、姜片、大枣、猪骨汤一并放入砂锅内，文火慢炖2小时左右，待鸭肉香烂时，用胡椒粉、酱油、精盐、葱花、味精调味即成。

功效：滋阴养血，益胃生津。适用于肝肾阴虚型患者，因阴虚内热心烦失眠、潮热盗汗者，或阴虚外感之头痛发热、微恶风寒者。

乌藤参芪粥

原料：夜交藤30克，生黄芪24克，丹参20克，熟地黄、党参各15克，当归、炒酸枣仁、柏子仁各12克，川芎10克，大米100克。

制法：前9味水煎取汁，加入大米煮成稀稠粥即成。每天1剂，分2次服食。

功效：气血双补。适用于气血两虚偏重于血虚型的患者。

 四物炖鸡汤

原料：熟地黄10克，川芎6克，当归10克，白芍10克，母鸡1只，食盐2克，味精1克，胡椒粉1克，料酒5毫升，姜2片，细葱2根，清汤1 500毫升。

制法：先把母鸡拔毛，去爪子、内脏，清洗干净，入沸水锅焯一下去掉血污。熟地黄、川芎、当归和白芍洗干净后切片，装入纱布包，葱切成5厘米长的节。然后把清汤、鸡肉、药材包一起放入砂锅中，用大火煮沸。撇去汤面上的浮沫后，加葱、姜、料酒。继续用文火炖约1.5小时，待鸡肉软烂时把葱、姜、药材包拣出，只留鸡肉，用食盐、胡椒粉和味精进行调味即可。

功效：补虚养血、滋阴养肝。适用于因心、肝血虚而导致的心悸失眠、记忆力减退、头晕目眩、面色枯黄、月经不调、手脚麻木等。

 巴戟熟地黄芪汤

原料：巴戟天、熟地、黄芪各20克，黑豆30克，陈皮10克，瘦肉150克。

制法：加水适量，同煲汤2~3小时。汤好后入去渣，加适量调味品。

功效：滋补肝肾，调节免疫功能。用于肝胆病患者肝肾阴阳俱不足，体弱多病，免疫功能低下者。

 生地黄粥

原料：鲜地黄汁50毫升（或干地黄60克），粳米100克，枣仁10克，姜2片。

制法：用新鲜生地黄适量，洗净后切段，每次榨取生地黄汁约50毫升，或用干地黄60克，煎取药汁。先用粳米加水煮粥，煮沸后加入地黄汁、枣仁和姜，煮成稀粥食用。每天1次。

功效：滋补阴血。适宜用于肝硬化肝肾阴虚者。

杞地白芍猪肉汤

原料：枸杞子、熟地黄各 30 克，白芍 15 克，猪瘦肉 150 克，大枣 50 克，生姜 10 克，陈皮 6 克，精盐适量。

制法：将猪瘦肉洗净，斩成小块；其余用料洗净，生姜拍烂，备用；全部用料放入锅内，加适量水，小火煮 2 小时，加精盐调味食用。佐餐食用。

功效：滋补肝肾。适宜用于慢性肝炎，尤适于肝肾阴虚型慢性肝炎。

何首乌

性味归经：味苦、甘、涩，性微温，归肝、肾经。

功效主治：功能补肝益肾、养血、祛风。主治肝肾阴亏，血虚头晕，腰膝酸弱，筋骨酸痛，慢性肝炎等。

现代医学认为，何首乌所含的卵磷脂能促进血细胞的新生与发生，并有强壮神经的作用；大黄酚能促进肠管的蠕动，有泻下作用；何首乌醇提物可抑制总胆固醇、甘油三酯、游离胆固醇和胆固醇酯的升高，延缓动脉粥样硬化的形成和发展，用于治疗高脂血症。

用法用量

煎汤、熬膏、浸酒或配制药膳食用。用于脂肪肝，每次 10～15 克，煎汤常服。何首乌片、首乌粉亦可服用。

大便稀薄者忌用。忌与铁器同煮。据前人经验，忌与猪肉、羊肉、萝卜、香葱、蒜同时食用。

 首乌炖海参

原料：海参 60 克，首乌 24 克，大枣 4 个，白糖适量。

制法：将海参用清水浸发，洗净，切块，并放入开水中略煮；首乌、大枣（去核）洗净。把全部用料一起放入炖盅内，加开水适量，炖盅加盖。文火隔开水炖 2 小时。然后起锅，加白糖即可食用。

功效：养血滋阴。适用于早期肝硬化阴亏血少者。海参是刺参科动物刺参或其他种海参的全体。《五杂俎》云："海参，辽东海滨有之。其性温补，足抵人参，故曰海参。"这就是海参名字的来历。《随息居饮食谱》记述它的作用有："滋阴，补血，健阳，润燥，调经，养胎，利产。"何首乌长于补肝血，又能益肝阴，与海参结合，养血滋阴力量更强，且滋补而不腻，微温而不燥。二者结合，恰到好处。肝硬化患者阴亏血少者，食用本药膳是良好的选择。

龟甲

龟甲为龟科动物乌龟的背甲及腹甲。

性味归经：味咸、甘，性平。归肝、肾、心经。

功效主治：主治肾阴不足，骨蒸劳热，吐血出血，阴虚风动等。

现代医学研究发现，乌龟的腹甲提取液对小鼠肉瘤、艾氏腹水癌、腹水型肝癌等均有抑制作用；龟甲还能提高机体免疫功能。

用法用量

9~24克，水煎服。舌苔腻，食欲不振，脾肾虚寒者忌服；孕妇慎用。据前人经验，不宜与猪肉、菰米、瓜、苋菜同时食用。

玉米须炖龟甲

原料：玉米须100克，龟甲1只，生姜10克，葱白10克，食盐3克，料酒10克，胡椒粉、味精各少许。

制法：玉米须洗净，用白纱布包裹两层、扎紧，与生姜、葱、食盐、料酒和清水适量，一起倒入砂锅内；放入龟甲，加水适量。将锅置大火上浇沸，改用小火炖熬煮。熟后弃玉米须包和龟甲，加入少许胡椒粉和味精调味。

功效：滋阴清热，平肝利胆。适用于肝胆病患者，症见口渴神倦，头晕目眩，心烦失眠者。

三甲腹脉汤

原料：炙甘草18克，干地黄18克，生白芍18克，麦冬15克（不去心），阿胶9克，麻仁9克，生牡蛎15克（先煎），生鳖甲24克（先煎），生龟甲30克（先煎）。

制法：上药用水1.6升，煮取600毫升，分三次服。

功效：滋阴潜阳。主治温邪深入下焦。

鳖　甲

鳖甲为鳖科动物中华鳖的背甲。

性味归经：味咸，性微寒，归肝、肾经。

功效主治：有养阴清热，平肝息风，软坚散结，滋阴退热的功效。

现代医学研究认为，本品能抑制结缔组织增生，并具有增加血浆蛋白的作用，可用于肝病所致的贫血。并具有抗肿瘤的作用，能抑制肝癌、胃癌，对急性淋巴性白血病细胞亦能起抑制作用。此外，鳖血能增长白细胞数量，可用于治疗肝炎后肝硬化等。

用法用量

煎汤，10～30克，先煎，熬膏，或入丸、散。

脾胃虚寒、食少便溏、孕妇均忌服。据前人经验，不宜与桃子、苋菜、马齿苋、鸡蛋、猪肉、兔肉、鸭肉、薄荷同时食用。

鳖龟牡蛎粥

原料：生牡蛎30克，生鳖甲、生龟甲各12克，生地黄、生白芍、麦冬各20克，白薇、丹皮、赤芍各15克，生甘草6克，阿胶（烊化）10克，粳米100克。

制法：前10味水煎取汁，入粳米煮成稀稠粥，调入烊化的阿胶即成。每天1剂，分2次服食。

功效：滋补肝肾，降血压。适合于高血压证属肝肾阴虚型患者食用。

大枣鳖甲汤

原料：鳖甲15克，大枣10枚，醋5毫升，白糖适量。

制法：将鳖甲拍碎，大枣洗净；二者共放入锅中，加水适量，置于小火上慢炖1小时，加入白糖、食醋稍炖即成。佐餐食用。

功效：滋阴润阳，软坚散结。适合于肝硬化初期患者食用。

三七鳖甲炖瘦肉

原料：瘦猪肉120克，三七10克，鳖甲30克，大枣8个，精盐、大葱、生姜、花椒、胡椒、酱油等适量。

制法：将三七、鳖甲、大枣洗净；瘦猪肉洗净、切块；大葱切段，生姜切片。将全部用料一同放入锅内，加清水适量，武火烧开，文火慢炖，至肉熟烂即可食用。

功效：软坚化结、活血化瘀。

甲　鱼

性味归经：味甘、性平，归肝、肾经。性质滋腻。具有有鸡、猪、羊、牛、鹿肉五种滋味，为菜肴中之上品。因甲鱼在桂花飘香时最肥实，故有"桂花甲鱼"之称。

功效主治：滋补肝肾，滋阴凉血。

成分：每100克食部含蛋白质75克，脂肪17.8克，钾196毫克，磷114毫克，钠96.9毫克，钙76毫克，视黄醇的量与维生素A均为139微克，含少量维生素E、烟酸、糖类、铁、锌、硒等。因能抑制结缔组织的增生，故可消结块以疗癥瘕，现常用以防治肿瘤；因能增加血浆蛋白，故可用于肝病引起的贫血低蛋白症。调节免疫功能，提高淋巴细胞的转化率，促进骨髓造血功能，保护肾上腺皮质功能，防止细胞突变，以达延长寿命之目的，因鳖有较好的净血作用，常食可降低血胆固醇，故对冠心病、高血压患者有益。其裙边（周围柔软部分）营养价值最高。

用法：炖食，或清蒸。

禁忌：热病，虚热，孕妇均不宜食用。痰、食壅盛者慎用。因滋腻，如进食过多，有碍脾胃运化。不宜与猪肉、兔肉、鸭肉、鸡蛋、苋菜、橘子、芥末、紫苏、薄荷同时食用。

 菟丝煮水鱼

原料：菟丝子12克，水鱼（甲鱼）1只（500克），姜5克，葱10克，盐5克，鸡汤1 500毫升。

制法：把菟丝子洗净，装入纱布袋内。甲鱼宰杀后，去头、尾、内脏及爪。姜切片，葱切段。菟丝子药袋放入炖锅内，加入甲鱼、姜、葱、盐，加入鸡汤 1 500 毫升。把炖锅置武火上烧沸，再用文火炖煮 45 分钟即成。每 3 天 1 次，每次吃水鱼 30 ~ 50 克。

功效：补肾益精，滋补气血。适用于阴阳两虚型患者，见腰膝酸软、阳痿、遗精患者食用。

清炖甲鱼

原料：甲鱼 1 条（400 克），猪油 10 克，大蒜 5 瓣，精盐 2 克，清水 1 000 毫升，味精 1 克。

制法：先去除甲鱼的内脏，用清水洗净血污；大蒜剥去外皮。然后把甲鱼、蒜瓣和猪油一起放进锅里，倒入 1 000 毫升清水，用大火把汤煮沸，再改用小火炖 1.5 ~ 2 小时。最后等甲鱼软烂后放味精、精盐调味即可食用。

功效：补益体虚，滋阴益肾，清热凉血。

百部炖甲鱼

原料：百部 15 克，甲鱼 1 只，生地黄 15 克，地骨皮 12 克，知母 9 克，葱 2 段，生姜 2 片，料酒 5 毫升，食盐 2 克，味精 1 克，猪骨头 200 克。

制法：先把宰杀的甲鱼放净血，去除内脏后清洗干净；把洗净切成片的百部、知母、地骨皮、生地黄装进纱布包制成药材袋。然后把猪骨头放进砂锅，加入清水，再依次放进甲鱼和药材袋，用大火把汤烧开后，撇去汤面上的浮沫，放料酒、葱和姜，继续用小火炖 1.5 ~ 2 小时。最后待甲鱼熟烂后，把药材袋、葱、姜和猪骨头拣出，放食盐和味精进行调味即可。

功效：滋阴生津，补肾润肺。适用于因肝肾阴亏所导致的咳嗽气喘、心悸失眠、烦躁盗汗、长期低热、消瘦咯血等病症。

贝母蒸甲鱼

原料：川贝母 9 克，甲鱼 1 只，葱 2 段，花椒粉 1 克，料酒 3 毫升，食盐 1 克，味精 1 克，清水 300 毫升。

制法：先把甲鱼在 60℃ 左右的温水中放置 1 小时左右，使其排干净体内杂物，然后宰杀，剁去头和内脏，用凉水清洗干净；然后把甲鱼放入大碗中，加入贝母、清水、料酒、葱、花椒粉、食盐和味精，上笼用大火蒸 45 分钟左右，待甲鱼熟即可食用。

功效： 滋阴养血、润肺生津、止咳化痰。适用于肝病患者，因肺阴亏虚、津液不足所导致的潮热盗汗、心悸失眠、精神不振、干咳多痰、心虚气短、乏力困顿、口干舌燥、口渴欲饮等症。

 槟榔炖甲鱼

原料： 甲鱼1只，大蒜10瓣，槟榔120克。

制法： 甲鱼、大蒜、槟榔均洗净用清水炖熟，去槟榔，少加精盐或不加精盐（视病情而定）服食。佐餐食用。

功效： 消食逐水，滋阴散结，补气助阳，杀虫化积。适宜用于肝硬化腹水、肝脾肿大者。

乌骨鸡

性味归经： 甘，平。归肝、脾、肾经。

功效主治： 补肝肾，清虚热，益脾胃。主治阴血不足之潮热盗汗，血虚经闭。肾虚或脾肾两虚之带下，遗精，白浊，消渴，下痢。

用法： 煮食，或蒸食，炖汤。

 熟地巴戟天乌鸡汤

原料： 熟地、巴戟天各30克，乌骨鸡1只（约500克），食盐等调味品适量。

制法： 将乌骨鸡去毛及内脏洗净，切块，熟地、巴戟天洗净，与鸡肉放入砂锅中一起煲2～3小时。去药渣加入食盐及调料调味。

功效： 滋阴壮阳。适用于慢性肝炎、肝硬化、肝癌属于阴阳两虚，血小板下降，白细胞减少，免疫功能下降等情况的治疗。经常服食可补充阴阳之气，增强免疫功能和造血功能。

 田七郁金蒸乌鸡

原料： 田七6克，郁金9克，乌鸡1只，大蒜10克，姜、葱、精盐、黄酒各5克。

制法：田七切成小颗粒（绿豆大小）；郁金洗净，润透，切片；乌鸡宰杀后，去毛、内脏及爪；大蒜去皮，切片，姜切片，葱切段。乌鸡放入蒸盆内，加入姜、葱，在鸡身上抹匀黄酒、精盐；将田七、郁金放入鸡腹内，注入清水300毫升。将蒸盆置蒸笼内，用大火大气蒸50分钟即成。每天1次，吃鸡肉50克，佐餐食用。

功效：补气血，祛瘀血，消腹水。适宜用于肝硬化腹水者。

龙眼乌凤芪枸汤

原料：黄芪30克，枸杞15克，桂圆肉15克，乌鸡500克左右，姜少许，盐2克，味精1克，酱油5克。

制法：将乌鸡宰杀干净；将黄芪、枸杞、桂圆肉洗净装入鸡腹，用线扎好；将乌鸡放入砂锅中，加清水1 500毫升左右，放入姜，盖好砂锅。先用大火煮开，然后改用小火炖2小时左右，适当调味即成。

功效：益气健脾，补肾固元。适用于脾肾阳虚患者；以及阴阳两虚，先天不足或后天失养，久病体弱患者。

黄精乌鸡蹄筋汤

原料：黄精25克，灵芝、鸡血藤、桂圆肉各15克，乌鸡1只（约800克），蹄筋（猪或牛）100克，生姜片、盐少许。

制法：各药材洗净，用煲汤袋（或净纱布袋）装好；乌鸡宰后洗净，切小块；蹄筋洗净，温水浸透发大，切段。诸品与姜片共置瓦煲内，加清水2 500毫升，武火煮沸后，改文火煲约2小时，调入食盐即成。吃肉喝汤，可供3~4人食用。

功效：滋阴益气，补肝养血，活血行气。可以缓解体虚劳嗽、失眠缺乏食欲、寒湿痹痛等症状。

决明五味炖乌鸡

原料：决明子12克，五味子10克，乌鸡1只（1 000克），姜5克，葱10克，盐5克。

制法：把决明子、五味子洗净，乌鸡宰杀后去毛、内脏及爪，姜拍松，葱捆成把。把盐抹在鸡身上，姜、葱、决明子、五味子放入鸡腹内，放入炖锅内，加清水 1500 毫升。把炖锅置武火上烧沸，再用文火炖煮 1 小时即成。每天 1 次，每次吃鸡肉 30～50 克，随意喝汤。

功效：补气血，强化抵抗力。

 麦冬海带煲乌鸡

原料：麦冬 15 克，海带 100 克，乌鸡 1 只（500 克），姜 5 克，葱 10 克，盐 5 克，上汤 400 毫升，素油 30 毫升。

制法：把麦冬洗净，去杂质。海带洗净，切 4 厘米长的段。乌鸡宰杀后去毛、内脏及爪，用沸水煮透，切成 3 厘米见方的块。炒锅置武火上烧热，加入素油，烧六成热时，加入姜、葱爆香，加入乌鸡、盐、海带、麦冬、上汤，用文火煲 1 小时即成。每天 1 次，每次吃鸡肉 50 克。

功效：滋阴补肾。适合于肾阴亏损型患者食用。

海　参

性味归经：甘、咸，温。归肝、肾经。

功效主治：补肾益精，养血润燥。主治精血亏损，虚弱劳怯，阳痿，梦遗，小便频数，肠燥便秘。

用法：煎汤，煮食，或入丸、散。

禁忌：脾弱痰多，泻痢滑精者不宜。

成分：含甾醇、三萜醇、黏蛋白、糖蛋白、脂肪、钙、磷、铁等。

 蒲公英三鲜汤

原料：蒲公英嫩叶、水发海参、水发鱿鱼、虾仁各 25 克，精盐、葱、姜片、味精、香油各适量。

制法：将蒲公英嫩叶洗净，控干水分。水发海参、水发鱿鱼均切成丝。虾仁剔去沙线洗净。炒勺放中火上，加水，投入葱、姜片烧开，放入海参丝、鱿鱼丝、虾仁，烧沸后撇去浮沫，加入精盐，再将蒲公英嫩叶放入。当再次沸起时，离火，撒上味精，淋上香油，盛到汤碗中即成。

功效：清热解毒，滋阴利胆。适于胆囊炎饮食调节。

海参山萸粥

原料：水发海参 100 克，山萸肉 20 克，粳米 100 克。

制法：先将水发海参洗净切片煮烂后，同去核山萸肉、粳米同时煮成稀粥即成。每天 1 次。

功效：补益肾气，利湿解毒。适宜用于肝病兼有尿频、尿痛等症者。

 烩海参鲜蘑

原料：水发海参 150 克，鲜蘑 100 克，玉兰片 50 克，青豆 10 克，油 5 克，料酒、酱油、葱、姜、精盐、味精、荠粉少许。

制法：海参、玉兰片切丁；鲜蘑一剖两半；葱切豆瓣形；姜切末。海参、鲜蘑、玉兰片、青豆放入沸水锅内氽透，捞出。炒锅上火，放油，烧热，下葱姜炝锅，烹料酒，加酱油及少许清水，沸后放入海参、青豆、鲜蘑、玉兰片、精盐、味精，沸后勾荠。

功效：补肾益精，养血润燥。适宜用于肝硬化眩晕耳鸣，腰酸乏力，多梦遗精，小便频数等症。

 荠菜炖海参

原料：水发海参 300 克，荠菜 100 克，油 2 克，料酒、白胡椒粉、味精、精盐各少许。

制法：海参切成薄片，在开水中焯一下，立即捞出来放在烧开的汤中，加料酒、精盐少许，煮约 5 分钟，加入荠菜、味精、胡椒粉，煮开后淋香油。

功效：补肾益精，养血润燥。

清热解毒法常用的中药材有鱼腥草、大青叶、柴胡、白茅根、芦根、栀子、淡竹叶、蒲公英、白花蛇舌草、紫草、垂盆草、荷叶等；常用的食材有西瓜、西红柿、绿豆、绿豆芽、芹菜、白菜、油菜、丝瓜、李子、青梅、黄瓜等。

这类食品具有清肝泻火之功用，适用于肝火上炎或肝郁化火，症见心烦失眠多梦、目赤肿痛、口苦口渴、大便秘结等。

何首乌紫菜炖豆腐

原料： 何首乌10克，紫菜30克，植物油30毫升，豆腐100克，鲜虾仁50克，姜、葱、精盐各适量。

制法： 将何首乌打成细粉；紫菜发透、洗净，撕成小块；豆腐切5厘米长，4厘米宽，2厘米厚的小块，虾仁洗净；姜切片，葱切段；炒锅置大火上烧热，加入植物油，六成热时，下姜、葱爆香，加入鸡汤或清水500毫升；烧沸后，加入紫菜、豆腐、何首乌粉、虾仁、精盐，煮10分钟即成。每天1次。

功效： 滋补肝肾，益气和中，清热解毒。适宜用于慢性肝炎患者。

首乌鸡丁

原料： 何首乌20克，公鸡1只，冬笋、鲜椒各15克，淀粉10克，酱油、黄酒、味精、精盐各适量。

制法： 将何首乌用砂锅煮30分钟，去渣留汁备用；公鸡拔去毛，洗净，去骨切丁，放入碗中，上浆待用；冬笋、鲜椒切丁。置锅烧油，将浆好的鸡肉丁下油锅炸熟后倒入漏勺待用。锅底留油，加入鸡丁、配料、酱油、黄酒、精盐、味精及首乌汁，迅速颠炒，淀粉勾芡后盛盘即可。佐餐食用。

功效： 益气开胃，养血安神。适宜用于肝硬化头晕目眩、心悸失眠、肢体麻木、视物昏花、耳鸣等症。

首乌丹参汁

原料： 丹参15克，制首乌20克，蜂蜜15克，清水300毫升。

制法： 把清洗干净的丹参和制首乌放入砂锅内，加清水，用文火煎约1小时。然后滤去药渣，只保留煎出的汤汁，倒入蜂蜜调和均匀，待微温时服用。

功效： 活血补血、滋阴养肝。适用于因精血不足、肝肾血虚导致的记忆力减退、神经衰弱、腰膝酸软、四肢麻木、月经不调等症；对于心血管系统疾病，如高血压、动脉粥样硬化等有很好的活血化瘀作用。

首乌煮鸡蛋

原料：鸡蛋2个，何首乌50克，料酒2毫升，猪油20克，食盐1克，味精0.5克，葱2段，姜2片，清水300毫升。

制法：先把清洗干净的何首乌切成1厘米见方的小块，和带壳的鸡蛋一起放进锅里，加清水、食盐、料酒、葱段、姜片、猪油，上大火煮开；然后用文火继续加热，直至把鸡蛋煮熟；把熟透的鸡蛋捞出，在凉开水中浸泡一下，剥去鸡蛋壳，把鸡蛋仍旧放回原汤汁中煮大约5分钟，加味精调味即可。

功效：补益精血，乌发养肝。适用于因肝肾精血亏损而导致的腰膝酸软，四肢麻木无力，疲惫倦怠，头晕目眩，视力模糊，耳鸣耳聋。此品对过早白发、脱发也有很好的改善功效。

 枸杞芝麻首乌汤

原料：黑芝麻30克，枸杞子30克，制何首乌18克，杭白菊10克。

制法：将黑芝麻择洗干净后与洗净的制何首乌、枸杞子、杭白菊一起放入砂锅中，加水适量，煎煮为汤。每日服1剂，分3次喝汤。

功效：滋补肝肾，滋阴养血，延缓衰老。适用于老年肝病患者，以及肝病合并冠心病患者食用。

首乌粥

原料：粳米100克，大枣30克，何首乌25克，白糖适量。

制法：将何首乌磨成粉备用；粳米、大枣洗净，放入砂锅中，加适量清水；用大火煮沸，小火煮至米半熟时；边煮边加入首乌粉，并搅拌均匀；待粥黏稠时调入白糖，继续煮至粥熟即成。早晚分次食用。

功效：补肝益肾，添精养血，解毒通便。适宜用于防治脂肪肝，以及慢性肝炎肝肾两虚，精血不足所致的头昏眼花、耳鸣重听、失眠健忘腰膝酸软等症。凡大便溏泄与痰湿盛者忌食。忌与猪肉、羊肉、无鳞鱼、萝卜、葱、蒜等同用；忌用铁锅煮粥。

首乌肝片

原料：猪肝 250 克，何首乌 10 克，水发木耳 75 克，青菜 50 克，酱油、黄酒、葱、姜末、蒜、味精、水淀粉各适量。

制法：何首乌切片，水煮提取浓缩液；猪肝切成柳叶片；葱切丝，蒜切片；水发木耳择干净；青菜洗净切片，用开水焯片刻。用木耳、青菜、葱丝、蒜片、酱油、黄酒、味精、精盐、醋、姜末、水淀粉、何首乌提取汁和适量的清汤，兑成芡。锅内放入植物油，旺火烧至七成热，先将猪肝在热水中焯片刻，控净水分，下入油锅内过片刻，熟透后倒漏勺里。锅底留油，用旺火将猪肝倒回炒锅，随即将芡汁烹入，搅拌均匀，淋入适量香油即成。佐餐食用。

功效：疏肝养肝。适宜用于肝硬化头昏眼花、视力减退、须发早白、腰腿酸软等症。

猪　肉

性味归经：甘、咸，平：归脾、胃、肾经。

功效主治：滋阴润燥，补血。主治阴虚肺燥所致的干咳少痰，口燥咽干；气血不足，羸瘦乏力，头晕目眩；血少津枯之便秘。

用法：煮汤饮，熟食。外用：敷贴。

禁忌：湿热痰滞内蕴者慎食。

成分：含蛋白质 95%，脂肪 59.8% 及钙、磷、铁、核黄素等。

海米苦菜包

原料：苦菜 500 克，水发海米 50 克，面粉 500 克，麻油、精盐、味精、葱花、猪肉、食碱、发酵粉各适量。

制法：将苦菜洗净，放入沸水锅中焯一下，捞出冲去苦味，挤干水分，切碎，放入盆内，加入精盐、味精、葱花、麻油、猪肉拌匀成馅。将面粉与发酵粉拌匀，加水和匀揉好，待面发好后，加适量食碱揉匀制皮，包成包子，放入笼内蒸熟，出锅即成。随意食用。

功效：祛浊柔肝。

白茅根瘦肉汤

原料：瘦猪肉 250 克，白茅根 60 克，调味品适量。

制法：将白茅根洗净，切段；瘦猪肉洗净，切块。把全部用料一起放入锅内，加清水适量，武火烧沸后，文火慢炖，至肉熟烂调味即可食用。

功效：健脾和胃、清热生津、利湿退黄。适合于急性黄疸型肝炎属湿热者。白茅根用瘦猪肉配伍，一则健脾有助于肝病的康复，二则缓和白茅根之寒凉，且瘦猪肉蛋白含量多，营养价值高，味道又鲜美。需要注意的是，脾胃虚寒者不宜使用本药膳。

 金荞麦炖瘦肉

原料：瘦猪肉 250 克，金荞麦（鲜）60 克，冬瓜子 120 克，甜桔梗 90 克，生姜、红枣、调味品适量。

制法：把全部材料洗净，放入炖盅内，加开水适量，炖盅加盖，文火隔开水，炖 2 小时，调味供用。

功效：清热解毒、排脓消痈。适用于湿热内蕴型肝病。

 烂糊三丝

原料：白菜心 100 克，猪肉 25 克，冬笋 25 克，水发香菇 25 克，油 5 克，精盐、水淀粉、料酒各适量。

制法：白菜心、猪肉、冬笋与香菇切丝。炒锅放油烧热，投肉丝煸炒，烹料酒，放白菜、冬笋、香菇，加精盐、清汤，白菜烧烂，水淀粉勾芡。

功效：清利湿热。适合于湿热型肝病。

 紫菜猴头菇汤

原料：水发猴头菇 50 克，紫菜 10 克，瘦猪肉 25 克，鸡蛋 1 个（取蛋清），荸荠片 25 克，水发香菇 25 克，料酒、精盐、味精、淀粉、鸡清汤、香油各适量。

制法：先将猴头菇放入冷水中浸泡，捞出，摘掉表面的针刺，除去老根，洗净，切成薄片，放开水锅中焯透捞出沥水。把猪肉洗净，剁成肉泥放入碗内，加些蛋清、淀粉、精盐、料酒、香油和少许鸡汤，搅成糊状。取一个盘子，用清水洗净，抹上香油，将紫菜用水洗净揉碎，猴头菇片用筷子夹住，在蛋糊中蘸匀，粘上紫菜放入在盘内，上笼蒸 10 ~ 15 分钟取出。将锅置火上，注入清汤，放入荸荠片、香菇片、料酒，汤沸后加入味精、精盐，撇去浮沫，盛入汤碗内。将蒸好的猴头菇片放汤内，即可供食用。

功效：滋肝肾，养精气。提高免疫能力。

 素馨黄花菜瘦肉汤

原料：瘦猪肉 120 克，黄花菜 30 克，素馨花 6 克，调味品适量。

制法：将黄花菜用清水浸软，挤去水分，切段；素馨花洗净；瘦猪肉洗净，切块。将瘦猪肉、黄花菜放入锅内，加清水适量，武火烧沸后，文火煮 1 小时，然后下素馨花略煮 10 分钟，调味即可食用。

功效：清热去湿，疏肝解郁。适合慢性肝炎患者食用，尤其适用于肝郁有热者。本药膳载于《疾病饮食疗法》。

牛　奶

性味归经：甘，温。归肺、胃经。

功效主治：滋养补虚，益胃润燥。主治气血不足之头晕目昏，神疲乏力，噎膈反胃，消渴口干，大便干结，营养不良，贫血，胃炎。

用法：煮沸饮用。外用：涂搽或浸洗患处。

禁忌：脾胃虚寒泄泻，及有痰湿积水者及牛乳过敏者忌用。

成分：主含酪蛋白、白蛋白、球蛋白、脂肪、钙、磷、铁。

 山药黑芝麻糊

原料：山药 15 克，黑芝麻 150 克，粳米 60 克，鲜牛奶 200 毫升，冰糖 100 克，玫瑰糖 6 克。

制法：将粳米用清水浸泡 1 小时，捞出滤干；山药切成小颗粒；黑芝麻洗净后晒干，入锅炒香；以上三种食材加鲜牛奶和清水拌匀，磨成浆，滤出浆汁；锅中加适量清水，放入冰糖，大火煮溶，将浆水倒入锅内与冰糖搅匀，加入玫瑰糖，边煮边搅拌成糊，熟后即成。当点心，每天 2 次。

功效：滋补肝肾。适宜用于治疗慢性迁延性及慢性活动性肝炎肝肾阴虚型。山药益气养阴，补脾肺肾；黑芝麻补肝肾，益精血，润燥滑肠；山药、黑芝麻与粳米、牛奶、玫瑰糖等同食，效果明显。

 独蒜牛奶羹

原料：大头独蒜30克，牛奶200毫升，白糖20克。

制法：将大蒜去皮，切片，放入炖杯内，加水100毫升，用小火炖煮1小时，待用。将牛奶放入奶锅内，用中火烧沸，同熟大蒜混匀，烧沸，加入白糖即成。每天1杯。

功效：补虚益脾，行气解毒。适宜用于肝硬化腹水者经常饮用。

 牛奶麦片粥

原料：牛奶50克，麦片50克。

制法：干麦片用冷水450毫升泡软，将泡好的麦片连水一起倒入锅中，置火上烧开，煮两三开后，加入牛奶，再煮5～6分钟，视麦片酥烂、稀稠适度盛入碗内，即可食用。

功效：养肠胃，通大便，行气活血。适用于各种肝病的日常调养，以及脂肪肝的日常降脂食疗。

 牛奶枣粥

原料：大米50克，牛奶100克，红枣15枚。

制法：大米洗净，放入锅内加水1 000毫升，置旺火上煮开后，用文火煮20分钟，米烂汤稠时加入牛奶、红枣，再煮10分钟，盛入碗内即成。

功效：养肠胃，通大便，行气活血。适用于各种肝病的日常调养，以及脂肪肝的日常降脂食疗。

 苹果布丁

原料：苹果200克，面包1片，鸡蛋2个，牛奶50毫升，代糖50克，葡萄干50克，奶油30克。

制法：把苹果洗净削皮后切成3毫米薄的片；葡萄干放入温水中浸泡20

分钟，待软后捞出沥干水分；面包切成0.5厘米见方的小丁。把鸡蛋打入大碗里，加入代糖和牛奶搅和均匀，再倒入面包丁、苹果片和葡萄干，放置10分钟使其充分发酵。把奶油均匀地涂抹在碟子上，把已发酵的苹果糊倒入碟子，刮平顶部后放入已提前预热的烤箱，烧烤25分钟后取出即可食用。

功效：滋阴润燥，开胃生津。适用于肝病合并糖尿病食欲不振、口干消渴等症。

苦瓜炒蛋奶

原料：苦瓜500克，鲜牛奶250克，鸡蛋清200克，精盐、味精各适量。

制法：将鸡蛋打碎，去掉蛋黄，把蛋清搅匀，再加入牛奶、精盐，调匀；将苦瓜洗净，切片，开水稍烫后滤干水分；炒锅上火，放油烧热，放入苦瓜煸炒，加精盐、味精，炒至八成熟盛起；另起油炒锅，边搅边下蛋白、牛奶炒至半熟；再放入苦瓜炒熟即成。当菜佐餐，随意食用，当天吃完。

功效：清热解毒，利水消肿。适宜用于治疗肝胆湿热型慢性肝炎。牛奶、鸡蛋清为高蛋白低脂肪营养食品，益胃润燥、滋阴补虚，是肝胆病患者理想的食品；与苦瓜合用，既清热除湿，又补虚益胃。

注意事项：脾胃气滞或寒湿内蕴者不宜食用本品。

荸荠牛奶羹

原料：马蹄100克，牛奶200毫升，白糖20克。

制法：将马蹄洗净，去皮，切片。将马蹄放入炖杯内，加清水100毫升，用大火烧沸，小火炖煮25分钟；牛奶装入奶锅，用中火烧沸，待用。将牛奶、马蹄、白糖同放炖杯内，烧沸即成。每天1杯。

功效：清热解毒，消积止渴。适宜用于肝硬化口渴、黄疸、目赤者饮用。

兔　肉

性味归经：甘，凉。归脾、胃经。

功效主治：补脾益气。主治脾胃虚弱，饮食减少，体倦乏力，消渴口干，营养不良。

用法：煮熟食或煎汤饮。

禁忌：脾胃虚寒者不宜。

 陈皮兔肉

原料：兔肉 500 克，陈皮 10 克，精盐、黄酒、味精、酱油、食醋、白糖、葱段、生姜片、花椒、干辣椒、植物油、麻油各适量。

制法：将兔肉洗净后切成块，加入精盐、酱油、生姜片，一同放入盘中，腌一段时间，放入油锅中炸上色，捞出沥油。锅内留少许植物油烧热，放干辣椒、花椒、陈皮、葱段、生姜片煸香，随后倒入兔肉，加白糖、食醋、黄酒、酱油和适量清水，旺火烧热后转用小火炖至肉熟，放入味精，淋上麻油即成。

功效：健脾益阴。

 仙人掌炒兔肉

原料：仙人掌 100 克，兔肉 50 克，黄酒、酱油各 5 毫升，姜、葱、精盐各 5 克，植物油 30 毫升。

制法：将仙人掌洗净，去皮，切 4 厘米长、3 厘米宽的薄片；兔肉去骨洗净，切成同仙人掌同样大小的片；姜切片；葱切段；把仙人掌、兔肉放入碗内，加入盐、黄酒、酱油拌匀；炒锅置大火上烧热，加入植物油，六成热时，放入姜、葱爆香，随即放入仙人掌、兔肉，掌握火候，断生即成。每天 1 次。

功效：利湿除热，养阴补血。适宜用于慢性肝炎患者食用。

 荷叶煮兔肉

原料：兔肉 500 克，荷叶 200 克，生姜 15 克，精盐、酱油、醋、香油各适量。

制法：将兔肉洗净血迹，切成大块，放入锅内。将荷叶洗净，切成 10 厘米长、6 厘米宽之片，与生姜片一同放入锅内。加适量冷水、精盐，用旺火将锅烧开，再改成小火煮。煮熟后将兔肉捞出，切成细丁，加酱油、醋、香油调匀，盛入盘内食用。佐餐食用。

功效：凉血止血。适宜用于肝硬化大便下血者。

冬瓜兔肉汤

原料： 冬瓜 450 克，兔肉 200 克，生薏苡仁 30 克，精盐适量。

制法： 将冬瓜洗净、去皮、去瓤，切成方块；将生薏苡仁洗净；将兔肉洗净，切块，用沸水焯去血水。把全部用料一起放入锅内，加水适量。用旺火煮沸后改用文火煲 2 小时，加精盐调味即成。

功效： 降脂减肥，利尿化湿。适用于脂肪肝患者食用。

菊花荠菜兔肉汤

原料： 菊花 35 克，兔肉 180 克，鲜荠菜 250 克，生姜 6 片，调料适量。

制法： 将兔肉洗净切块，去油脂，用沸水焯去血水，将菊花洗净。将荠菜去根，去杂质，洗净。把兔肉与生姜一起放入锅内，加水适量，用文火煮至兔肉熟烂，再加入菊花、荠菜、再煮半小时，调味即可。

功效： 平肝降压，清肝利水。适应于慢性肝炎、脂肪肝、高脂血症，动脉粥样硬化患者饮食调理。

鸭 肉

性味归经： 甘、咸，平。归肺、肾经。

功效主治： 滋阴养胃，利水消肿。主治痨热骨蒸，咳嗽，水肿，营养不良。

用法： 煮食，蒸熟食。

禁忌： 外感初起，便溏，腹泻者不宜。

成分： 含蛋白质 16.5%、脂肪 7.5% 及钙、磷、铁、硫胺素、核黄素、烟酸。

鸭肉冬瓜汤

原料： 鸭半只，冬瓜 1 000 克，大蒜 30 克，清水 2 000 毫升，精盐 5 克，味精 2 克，香油 3 毫升，香菜 20 克，料酒 10 毫升。

制法： 首先，把鸭去掉毛和内脏，清洗干净；冬瓜削去外皮，切成 2 厘米见方的滚刀块；蒜剥皮后拍松，香菜切成 3 厘米长的段；然后把鸭、冬瓜

肝病食疗药膳

和大蒜一起放进锅里，加入清水和料酒，用大火煮成汤；最后等鸭肉熟烂后撒上香菜段，并放精盐、味精和香油调味即可。

功效：清热解毒，滋阴明目，健脾养肝。适用于肝胆病消渴、眼目干涩、食欲不振等症状。

归芪蒸鸭

原料：当归6克，黄芪20克，瘦肉型鸭肉块250克，调料适量。

制法：当归、黄芪洗净与鸭块置容器中，加调料后隔水蒸，待肉质酥烂即可食用。

功效：补虚扶正，调补滋养。适用于久病体弱，气血亏虚。

五叶清炖鸭

原料：藿香叶、佩兰叶、荷叶各6克，薄荷叶、枇杷叶各3克，重1 250克鸭子1只，纱布1块，精盐、味精各适量。

制法：将鸭子宰杀后去毛及内脏，洗净斩块，放入砂锅中；用纱布包上5味药扎紧，放入砂锅中，加适量水；大火煮沸，小火炖熟，加入精盐、味精，再煮沸即成。佐餐食用。

功效：清化湿热、利尿退黄。适宜用于急性黄疸型肝炎患者。藿香能利气和中，祛湿辟秽，用于湿热之邪所致的胸脘痞闷呕吐等。佩兰功能清暑化湿，和藿香配伍可增强祛湿和中功效。荷叶清热解暑醒脾。薄荷芳香，疏肝解郁，用于肝郁不舒所致的腹痛等证。枇杷叶性凉能清暑利尿退黄。鸭肉功能滋阴补虚、健脾消肿。注意阳虚脾弱、便溏者不宜用。

鸭肉海参汤

原料：鸭肉250克，海参50克，精盐、味精适量。

制法：将鸭肉团片，海参水发后切薄片，共入锅中加水适量煮汤，入精盐、味精即成。食肉饮汤。

功效：补肾益精，养血润燥。适用于气阴两虚型肝病患者食用。

三豆白鸭汤

原料：赤小豆、绿豆、蚕豆各50克，白鸭1只，姜、葱、精盐、黄酒各5克，大蒜10克。

制法：将三豆洗净，去杂质，用清水浸泡2小时；白鸭宰杀后，去毛、内脏及爪；姜拍松，葱切段。将三豆、白鸭、姜、葱、大蒜、黄酒、精盐放入炖锅内，注入清水1 500毫升。将炖锅置大火上烧沸，打去浮沫，再用小火炖煮1小时即成。每天2次，吃鸭肉喝汤，随意吃三豆。

功效：补气血，消腹水。用于肝硬化腹水的肝病患者食疗。

 青头老鸭羹

原料：青头鸭（老雄鸭）1只，草果5个，赤小豆250克，食盐、大葱适量。

制法：宰杀青头鸭，去毛、去内脏，洗净，备用。大葱洗净、切段。赤小豆淘洗干净，连同草果、食盐、葱段一同装入青鸭肚内。将鸭放入锅内，加清水适量，武火烧开，文火慢炖，至鸭肉熟烂即可食用。

功效：健脾除湿，温补中焦。适用于病毒性肝炎脾虚停运，阴寒湿阻等。

猪 皮

性味归经：味甘，性凉。归肾经。善能润燥泽肤。

功效主治：滋阴清热，利咽除烦。

成分：每百克含水分46%，蛋白质26.4%，脂肪22.7%，并含动物胶质。冷藏20天的猪皮仍可存活，现试用猪皮移植烧伤创面。对烧伤创面能起保护作用。

猪皮红枣羹

原料：猪皮250克，红枣120克，冰糖适量。

制法：将猪皮去毛洗净，水适量，炖煮成稠黏的羹汤，再加红枣煮熟，加冰糖适量。

功效：滋补肝肾。适宜用于肝硬化肝肾阴虚者。

肝病食疗药膳

花生炖猪皮

原料：猪皮 50 克，带皮花生 30 克，红糖适量。

制法：取猪皮切成小块，和花生一同放入铁锅中，加水适量，小火煎煮，汤汁转稠即可加适量红糖调味。

功效：祛瘀止血。适宜用于肝硬化贫血者。

猪 蹄

性味归经：味甘、咸，性平。归胃经。

功效主治：补血通乳，解毒托疮。以每次食 1～2 个为宜。

成分：含较多的蛋白质，脂肪，糖类，钙、镁、磷、铁，维生素 A、D、E、K，对皮肤有较好的保健作用；另含多量胶原蛋白质，常吃可使皱纹推迟发生和减少。

 党参当归鳝鱼汤

原料：黄鳝 500 克，猪蹄筋 60 克，党参 30 克，当归 15 克，大枣 5 枚，鲜汤 800 毫升，植物油 80 毫升，料酒、精盐、酱油、姜片、味精、葱白各适量。

制法：党参、当归、大枣（去核）洗净。黄鳝取肉去骨，切成 4 厘米长的鱼片，放入少量精盐和料酒拌腌。猪蹄筋切 2 厘米长的段状。砂锅内放入适量清水，放入党参、当归、猪蹄筋，武火煮沸 30 分钟，再加入鲜汤、植物油（先煎热）、大枣、鱼片、姜片，文火慢炖至鱼片香熟，放入精盐、酱油、味精、葱白调味即可。

功效：补益气血，强筋壮骨。一般适用于阴阳两虚及老年性体弱身虚的患者，对改善肢体乏力、腰膝痿软、筋骨疏松、走路不稳、脑卒中者肢体偏废不用等症状有一定效果。

 猪蹄黑枣汤

原料：猪蹄 1 只，黑枣 500 克，白糖 250 克。

制法：将猪蹄洗净，入黑枣同煮熟，加糖。分数天食完，连食 3 只猪蹄。

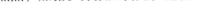

第六章 滋阴除烦可柔肝

功效：健脾益气，养胃止血。适宜用于肝硬化鼻出血、齿出血等症。

银 耳

性味归经：甘、淡，平。归肺、胃经。

功效主治：润肺化痰，养阴生津，止血。主治阴虚肺燥，干咳无痰，或痰稠黏，不易咯出，痰中带血；胃阴不足，咽干口渴，大便燥结；咯血、吐血、便血、崩漏等。

用法：煎汤，炖煮，泡服，研末服。

禁忌：湿痰咳嗽，大便不实，便溏腹泻者不宜。

成分：含丰富的蛋白质、糖类、脂肪、维生素，以及多种氨基酸、植物胶质、多糖等。

药理作用：①提高机体免疫功效，抑制肿瘤生长；②抗放射作用，对射线所致的损伤有保护作用；③增强巨噬细胞的吞噬能力，具有抗炎作用。

 枇杷银耳汤

原料：新鲜枇杷150克，水发银耳60克，白糖适量。

制法：将新鲜枇杷去皮、去籽，清水洗净，切成小片待用。把水发银耳用温水泡半个小时，去杂，洗净，放入碗内加少量清水，上笼蒸至银耳黏滑成熟。在煮锅中放入清水，旺火煮沸，放入银耳烧沸，放入枇杷片、白糖再沸后，装入大汤碗即成。

功效：降胃止呕，下气降逆。适用于肝炎、肝硬化、肝癌患者食欲不振，呕恶反胃，消化不良。

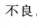 **银耳粥**

原料：银耳10克，粳米25克。

制法：银耳泡发，撕小片，与粳米一起下锅，放水，旺火煮沸后，改小火，成粥即可。

功效：清心安神，益阴养胃。适用于肝胆病患者胃热嘈杂，消化不良。

银耳杜仲羹

原料：银耳 30 克，银杜仲 20 克，灵芝 10 克，藕粉 30 克，冰糖 30 克。

制法：将银杜仲、灵芝洗净，放入砂锅内，加水煎煮 2 次，每次 40 分钟，合并 2 次煎汁备用。银耳置清水中泡发，拣出杂质后放入砂锅，加适量清水，文火煮至微黄色，兑入药汁及冰糖，继用文火将银耳煮至酥烂成胶状，将藕粉调糊兑入，勾兑成羹即可。分早、晚两次服用。

功效：滋补肝肾，滋润筋脉。适用于肝肾阴虚、冲任失调诸证。痰湿中阻型之咳吐痰浊的高血压患者忌用。

 荷兰芹菜银耳

原料：芹菜 250 克，银耳（干）150 克，精盐 2 克，味精 2 克，花生酱 3 克，酱油 3 毫升，胡椒粉 2 克，醋 3 毫升，香油 10 毫升。

制法：芹菜洗净摘去老梗，取嫩头。水发银耳去根蒂洗净。炒锅放入清水烧沸，投入荷兰芹略氽，捞出沥干，放碗中，加精盐，味精，香油拌匀，平摊盘中。银耳入沸水略氽捞起，盛入碗中。另取碗 1 只，放花生酱，加少许冷开水调成糊状，加入酱油、味精、胡椒粉、醋、香油调匀，倒入银耳中拌匀，然后放在芹菜上即可。

功效：滋阴降压，降脂。适合于肥胖的肝病患者，对于脂肪肝的防治有效。

 蘑菇银耳炖豆腐

原料：鲜蘑菇 100 克，银耳 50 克，豆腐 500 克，荠粉、精盐、白糖、味精、酱油、麻油各适量。

制法：将蘑菇洗净，削去根部黑污；银耳用清水泡发后去蒂。豆腐切成小块，入油锅。将豆腐煎至微黄，加少量清水，下蘑菇、银耳，文火焖透，调入盐、糖、味精、酱油、麻油等，再下荠粉煮沸即可食用。

功效：滋阴润燥、益胃生津。适合慢性肝炎患者，尤其适合于脾虚阴亏者。蘑菇的营养甚为丰富，含有蛋白质、脂肪、糖类、粗纤维、钠、钾、钙、磷、硫、维生素 A、维生素 B_1、维生素 B_2、维生素 B_6、维生素 C、维生素 D、维生素 K、维生素 E、烟酸、叶酸、泛酸、生物素等等。脂肪中的脂肪酸、亚油酸较多，而油酸较少，还含有多种游离氨基酸。此外，还含有多种微量元素，如铁、铜、锰、锌、氟、氯、碘等。这些营养物质，对强壮身体以及肝病的康复都有好处。银耳即白木耳味甘性平；能滋阴润燥、益胃生津。豆腐能益气和中、清热润燥，且营养丰富，容易消化。

 银耳鸡汤

原料：银耳 10 克，鸡块 25 克，精盐适量。

制法：银耳用温水浸泡 20 分钟，发开后去蒂。锅加水，煮鸡块，至肉熟时，将发开的银耳放入，先用小火炖 10 分钟左右，加精盐，再炖至滚开。

功效：益气补虚。

 银耳红枣羹

原料：银耳 30 克，红枣 100 克，糖适量。

制法：将银耳用温水泡发，去老蒂头，用清水洗净泥沙，挤干水。把红枣逐一去核，洗净。在煮锅里放入适量水，旺火煮沸，把银耳和红枣放入锅，继续煮至银耳、枣熟烂，成为羹状，放入白糖适量，即可供食用。

功效：柔肝，健脾，益气。适用于气血两虚型肝病患者食用。

白　菜

性味归经：甘，微寒，无毒。归肺、胃、膀胱经。

功效主治：养胃生津，除烦解渴，利尿通便，清热解毒，为清凉降泄补益之良品。主治肺胃有热，心烦口渴，肺热咳嗽，膀胱热结，小便不利。

用法：煮熟，煎汤。外用，绞汁外敷。

禁忌：肺、胃虚寒者少食。

成分：含蛋白质、脂肪、糖类、多种维生素、胡萝卜素、核黄素、粗纤维、烟酸、硫胺素、钙、磷、铁。

药理作用：①刺激胃肠蠕动，助消化，治便秘；②抗癌作用。

凉拌白菜心

原料： 白菜心 150 克，海米 10 克，菠菜梗 25 克，香油 2 克，酱油、醋、香油各适量。

制法： 白菜心切螺旋形细丝；菠菜梗用开水焯一下，切小段。白菜心放入盘内，菠菜段、海米撒顶上，浇上酱油、醋、香油。

功效： 养胃健脾，补益肝肾。适用于肝炎、肝硬化见肝肾阴虚症状者。

酱炒大白菜

原料： 大白菜 200 克，豆瓣酱 10 克，油 5 克，料酒、酱油、味精各适量。

制法： 白菜切段，炒锅下油烧至八成热时，下白菜滑油断生，捞出，原锅投入豆瓣酱煸炒，下白菜同炒，加料酒、酱油、味精炒开。

功效： 养胃健脾，补益肝肾。适用于肝炎、肝硬化见肝肾阴虚症状者。

虾米熬白菜

原料： 大白菜 250 克，虾米 5 克，植物油 5 克，葱花少许，盐适量。

制法： 白菜切段，虾米泡发。锅置火上，放植物油烧热，放葱花炝锅，放白菜翻炒均匀，加盐，放水、虾米同煮，5 分钟左右出锅。

功效： 行气疏肝降脂，适宜于肝郁气滞型脂肪肝。

鲤鱼白菜粥

原料： 鲤鱼 200 克，白菜 200 克，粳米 50 克，精盐、味精、料酒、葱末、姜末各适量。

制法： 鲤鱼去鳞、鳃及内脏，洗净。白菜洗净切丝。锅置火上，加水烧开，放入鲤鱼，加葱末、姜末、料酒、精盐，煮至烂后，用汤筛过滤去刺，倒入粳米和白菜丝，再加适量的清水，转小火慢慢煮至粳米开花，白菜烂糯，加入味精即成。

功效： 益阴养胃，滋肝利胆。适用于慢性肝炎、脂肪肝。

梨

性味归经： 甘、微酸，凉。归肺、胃经。

功效主治：清热生津，润燥化痰。

用法：生食，绞汁饮，蒸或煨食，煎汤，熬膏。

禁忌：脾胃虚寒之便溏腹泻、咳嗽无热者不宜。

成分：含苹果酸、柠檬酸、果糖、葡萄糖、蔗糖。

 五汁蜜膏

原料：鸭梨1 000克，白萝卜1 000克，生姜250克，炼乳250克，蜂蜜250克。

制法：鸭梨、白萝卜同切碎，用干净纱布绞汁去渣，煎熬浓缩如膏状，加入用生姜绞取的姜汁和炼乳、蜂蜜，搅匀，煮沸后，待冷装瓶。每次服一汤匙，用开水冲服，每日两次。

功效：滋阴润燥清热，健脾养胃柔肝。

 五汁饮

原料：梨、荸荠、藕、鲜芦根各100克，麦冬50克。

制法：将上述5种原料用清水洗净，切碎分别绞碎成泥，用纱布挤压成汁，混合搅匀。上下午分服。

功效：清热解毒，生津止渴。梨、荸荠、藕、鲜芦根、麦冬都是甘寒的物品，有清热生津止渴的作用，多味药食联合应用，增强清热生津的作用，适宜用于肝炎后期热邪不盛、阴津已伤的患者。

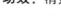 **鲜奶白果雪梨汤**

原料：雪梨2个，鲜牛奶250克，白果10颗，蜂蜜、白砂糖、湿淀粉各适量。

制法：雪梨去皮、核，切成小滚刀块。白果取肉，洗净备用。锅内放适量清水，放入梨块，白果煮熟。加入蜂蜜，牛奶搅匀，用白砂糖调味，以湿淀粉勾芡，装盘即成。

功效：清热降气，滋阴润燥。

肝病食疗药膳

川贝雪梨糯米饭

原料： 川贝母 12 克，雪梨 6 个，糯米 100 克，冬瓜 100 克，冰糖适量。

制法： 将糯米洗净，蒸成米饭；冬瓜切条；川贝打碎；雪梨去皮。在梨蒂把处横切一刀做盖，挖出梨核，将梨在沸水中烫一下，捞出放入凉水中冲凉，再捞出放入碗内。将糯米饭、冬瓜条和适量冰糖末拌匀后和川贝母都分成 6 等份，分别装入 6 个雪梨中，盖好蒂把，装入碗内，然后上笼，沸水蒸约 30 分钟，至梨烂后即成。

功效： 清热润燥，降压安神。适用于肝胆病火热上炎，烦躁眩晕；以及慢性肝炎合并高血压的患者。

 梨拌三丝

原料： 梨 200 克，山楂膏 100 克，嫩白菜心 100 克（也可以用苹果代替），代糖 50 克，精盐 1 克，奶油 20 克，沙拉酱 30 克，牛奶 20 毫升。

制法： 首先，把梨洗干净后削去外皮，切成 3 厘米长的丝；白菜选其嫩心清洗干净，切成 5 厘米长的丝；山楂膏切成 3 厘米长的丝。然后这三丝倒入盘中备用。把奶油倒进碗里，再加入代糖、精盐、沙拉酱和牛奶搅拌成均匀的糊状，浇在梨丝上，拌匀后即可食用。

功效： 生津止渴，健胃消食，滋阴润燥。适用于津亏所导致的食欲不振、消渴气躁、小便不利、烦躁疲倦、消化不良等症。

桑　椹

性味归经： 味甘，性寒。归肝、肾经。

功效主治： 滋阴补血，生津润肠。

用法： 水煎内服，10～15 克；熬膏，15～30 克，温开冲服；可生食、浸酒；外用，浸水洗。

禁忌： 便溏者忌用。

成分： 含芦丁，胡萝卜素，维生素 A、B_1、B_2、C，蛋白质、糖、生物碱，强心苷，花青素苷，脂类，游离酸，醇类，挥发油，鞣质及矢车菊素。

药理作用： 能增强免疫功能，降低红细胞膜酶活性，促进造血机能及 T

淋巴细胞成熟，促进淋巴细胞转化，升高外周白细胞。

桑葚芝麻糕

原料：桑葚、白糖各30克，黑芝麻60克，麻仁10克，糯米粉700克，粳米粉300克。

制法：将黑芝麻放入炒锅内，用小火炒香；桑葚、麻仁洗净后，放入砂锅内，加适量清水，用大火烧沸后，转用小火煮20分钟，去渣留汁；再将糯米粉、粳米粉、白糖放入盆内，加药汁和适量清水，揉成面团做成糕，在每块糕上撒上黑芝麻，上笼蒸20分钟即成。做主食，随意食用。

功效：健脾和胃，补肝益肾。适宜用于肝肾阴虚型慢性肝炎，以及老年人体虚肠燥、大便干结等症；将滋阴养血的桑葚与润肠黑芝麻、麻仁合用，有较强润肠通便的效果。

芹菜炒鳝鱼

原料：桑葚、百合各15克，鳝鱼、芹菜各100克，葱10克，姜、盐各3克，素油60毫升。

制法：百合洗净，润透，蒸熟，待用。鳝鱼活杀洗净，取肉切成丝。芹菜洗净后切成段，姜洗后切成丝，葱洗后切成段。炒锅置武火上烧热，加入素油烧至六成热时，放入姜、葱爆香，先加入鳝鱼丝炒匀，再放入盐、百合、桑葚、芹菜炒熟即成。每天1剂，分2次佐餐食用。

功效：滋补肝肾，明目。适合于肝肾阴虚患者食用。

桑葚怀山面

原料：桑葚30克，淮山药50克，面粉100克，鸡蛋1枚，调料适量。

制法：桑葚洗净，分两次煎熬取汁100毫升。淮山药研粉，鸡蛋取蛋清，与面粉和调料（精盐、葱花、姜适量）放入盆内，用桑葚汁和面，揉成面团，制成面条。锅内放入适量清水，武火煮沸后放入面条，再加入混合油煮熟后，放调料调味即成。

功效：滋养肝肾，补血生津。适用于肝肾阴虚、阴虚阳亢的患者，症见头晕目眩、咽干口燥、少寐多梦、舌干少津等血虚津少者。

肝病食疗药膳

山楂桑葚粥

原料：山楂 30 克，桑葚 15 克，粳米 30 克。

制法：将山楂、桑葚、粳米洗净；把全部用料一齐放入锅内，加清水适量，文火煮成粥，调味即可，随量食用。

功效：补肝益肾，健脾和胃。适用于肝肾阴虚患者，以及肝脾不和者。

松 子

性味归经：甘、涩，平。归肝、肾、大肠经。

功效主治：补益肝肾，润肠通便。主治头晕、目花、大便不畅、风痹、痔疾。

用法：生食，炒食，煎汤。外用：煎水洗。

成分：含蛋白质、饱和脂肪酸、挥发油。

 松仁蜂蜜粥

原料：松子仁 30 克，粳米 100 克，蜂蜜适量。

制法：将松子仁洗净，捣成泥状；与淘净粳米同放入砂锅中，加适量清水；大火煮沸，再用小火煮至粥成，稍温后调入蜂蜜便可食用。早晨空腹，晚睡前温热服用。

功效：补益脾肾。对慢性肝炎患者脾肾不足造成的体质虚弱及慢性便秘，均有良好效果。经常服食，可增强体质，延年益寿，以及脾肾阳虚型慢性肝炎等；松子仁有良好滋补作用；蜂蜜有解毒保肝及促进肝组织再生等作用。注意便溏腹泻、脾胃虚弱、痰多胸满、食欲不振者不宜服用。

 松子抗衰膏

原料：松子仁 200 克，黑芝麻 100 克，核桃仁 100 克，蜂蜜 200 克，黄酒 500 毫升。

制法：将松子仁、黑芝麻、核桃仁同捣成膏状，入砂锅中，加入黄酒，文火煮沸约 10 分钟，倒入蜂蜜，搅拌均匀，继续熬煮收膏，冷却装瓶备用。每日 2 次，每次服食 1 汤匙，温开水送服。

功效：滋润五脏，益气养血。适用于肝肾亏虚，症见腰膝酸软、头晕目眩等。

 松子香菇

原料：水发香菇 400 克，松子仁 100 克，精盐、酱油、湿淀粉、姜汁等调料各适量。

制法：先将香菇洗净、去蒂、切片，放入沸水中焯软；再将松子仁在沸水中泡一下，去皮，放入烧热的油锅中炸片刻，倒入香菇、精盐、酱油、姜汁烧至松子仁、香菇入味，用湿淀粉勾芡即可。

功效：益气健脾。

 松子仁汤

原料：松子仁 10 克，黑芝麻 10 克，枸杞子 10 克，杭菊花 10 克。

制法：将以上 4 味放在砂锅内，加清水 800 毫升，煎煮 40 分钟，取汤温服。药渣再加清水 600 毫升煎煮 35 分钟，取汤温服。

功效：滋养肝肾，清脑明目。适用于肝肾阴虚所致的头晕眼花、视物模糊、急躁易怒、大便难涩等症。

松仁玉米

原料：玉米粒 400 克，剥壳松子仁 100 克，红菜椒 1 个，青菜椒 1 个，香葱 2 棵；食用油 15 克，精盐、白糖、味精各适量。

制法：菜椒切小丁，香葱切末。将玉米粒放入沸水中煮 4 分钟至八成熟，捞出沥干。用中火将炒锅烧至温热，放入松仁干炒，至略变金黄出香味。要经常晃动锅或用锅铲翻炒，避免颜色不均匀。将炒好的松仁盛出，平铺在大盘中晾凉。炒锅中倒入油，用中火烧热，先把香葱煸出香味，再依次放入玉米粒、菜椒丁煸炒 2 分钟，调入精盐和白糖，翻炒均匀，加入味精，松仁炒匀装盘成菜即可。

功效：滋养肝肾，润肠和胃。适于慢性肝炎患者饮食调养。

芝 麻

性味归经：甘，平。归肺、脾二经。

功效主治：补肝肾，润五脏。主治肝肾不足，虚风眩晕，风痹，瘫痪，大便燥结，病后虚羸，须发早白。

用法：煎汤，入丸、散，炒食。外用：煎水洗浴或捣敷。

禁忌：脾弱便溏者勿服。

成分：含脂肪（以不饱和脂肪酸为主）、蛋白质及维生素 A、E、D。

药理作用：①降血糖作用；②增加肾上腺中抗坏血酸及胆甾醇含量；③增加红细胞容积；④种子可致泻。

 小米面粥

原料：小米面 50 克，芝麻 5 克，香油 3 克，精盐、姜末少许。

制法：将芝麻炒香碾成粗末，与精盐拌和成芝麻盐。小米面放入盆中，加水调成稀糊，锅内放水 1 000 毫升烧开，下姜末，倒入小米面糊，边倒边搅拌均匀，烧开成粥状。食用时，将面茶盛入碗内，均匀撒上芝麻盐、香油即可食用。

功效：养脾胃，通大便。尤其适于老年患者大便干燥不通。

 白芍炒肉丁

原料：白芍药 15 克，猪肉 300 克，黑芝麻 50 克，食盐 1.5 克，胡椒粉 1 克，味精 0.5 克，植物油 50 毫升，酱油 10 毫升，料酒 5 毫升，葱 2 段，姜 2 片，清汤 50 毫升。

制法：把猪肉清洗干净，剔除白色筋膜，切成 1 厘米见方的肉丁。白芍药洗去表皮上的灰渣，切成薄片；炒锅放油加热至六成，下葱、姜爆出香味，倒入肉丁和白芍药，加食盐、胡椒粉、料酒、酱油调味，倒入清汤进行翻炒；待猪肉熟透入味时撒入黑芝麻和味精，略微翻炒即可出锅。

功效：补血养血，养肝益肾。适用于肝肾血亏引发的腰膝酸软、食欲不振、消化不良、形体消瘦、四肢麻木、头晕目眩、发白易脱，指甲易断等。本品还具有调理肝气的作用，可用于由肝阳过盛而引发的头晕头痛。

 枸杞芝麻首乌汤

原料：黑芝麻 30 克，枸杞子 30 克，制何首乌 18 克，杭白菊 10 克。

制法： 将黑芝麻择洗干净后与洗净的制何首乌、枸杞子、杭白菊一起放入砂锅中，加水适量，煎煮为汤。每日服1剂，分3次喝汤。

功效： 滋补肝肾，滋阴养血，延缓衰老。适用于老年肝病患者食用。

核桃黑芝麻糊

原料： 核桃仁100克，黑芝麻30克，蜂蜜20克，葛根粉适量。

制法： 将核桃仁晒干或烘干，黑芝麻微火炒香，共研成粉。锅置火上，加清水适量，大火煮沸，调入核桃仁粉，黑芝麻粉，葛根粉，改用小火煨煮，边煮边调，待羹糊将成时停火，兑入蜂蜜，拌匀即成。早、晚分服。

功效： 益肾养肝。

芹菜拌苦瓜

原料： 芹菜、苦瓜各150克，芝麻酱50克，精盐、味精、醋、酱油、蒜泥适量。

制法： 将芹菜去掉根和叶片，留取叶柄，洗净后切成1.5厘米长的段，用开水焯片刻，晾凉备用；将苦瓜削皮去瓤切成细丝，用开水焯片刻，再用凉开水过片刻，沥净苦瓜丝中的水分，和芹菜拌在一起。芝麻酱用凉开水调成稀糊，加上精盐、味精、酱油、醋、蒜泥，与菜调匀，盛入盘内食用。佐餐食用。

功效： 清热利水。

芝麻粥

原料： 黑芝麻30克，粳米100克。

制法： 先黑芝麻淘洗干净，晒干后炒熟研碎，同粳米煮粥。每天早晚餐服食。

功效： 补肝肾，润五脏。适宜用于肝硬化体质虚弱、大便干燥、头晕目眩等症。

麻条山药

原料： 山药500克，熟黑芝麻15克，熟猪油、白糖适量。

制法： 山药去皮，切成长条。油锅置火上，待猪油四成热时，将山药条炸成淡黄色，捞出。炒锅内倒入清水及适量白糖，置旺火上煮，煮至能拔丝为止，倒入山药条，离火，边撒芝麻边颠锅，然后装盘。

功效：益肺滋肾，养脾和胃。

红糖芝麻泥

原料：红糖 500 克，芝麻（黑白均可）250 克，九制陈皮 20 克。

制法：红糖、芝麻、九制陈皮匀研成细末，开水冲服。每天 3 次，每次 1 汤匙。

功效：健脾理气，滋阴润燥。适宜用于肝硬化肝郁脾虚者。

山药元宵

原料：山药 100 克，糯米 500 克，白糖 250 克，芝麻（黑白均可）、鸡油各 50 克，炒核桃仁 30 克。

制法：将糯米制成米粉，山药煮熟去皮压泥，芝麻炒酥磨粉，炒核桃仁研为末；山药泥、芝麻粉、核桃仁末、鸡油、白糖揉匀做馅，滚上糯米粉制成元宵，入开水煮熟即成。佐餐食用。

功效：益脾和胃，滋阴补气。适宜用于肝硬化腰膝酸软、畏寒肢肿、食欲不振等症。

黑　豆

性味归经：甘，平。归脾、肾经。

功效主治：补肾益阴，健脾利湿，清热解表。主治肾虚消渴多饮；肝肾不足之头昏目眩；脾虚水肿，脚气，湿痹，四肢拘挛疼痛；产后病，下血病，身面浮肿；痈肿疮毒。

用法：煎汤，一般用量 10～30 克，或入丸、散。外用：研末掺或煮汁涂。

禁忌：不宜与参类药及龙胆共用。

成分：含丰富的蛋白质、脂肪、大豆黄素、维生素、胡萝卜素、钙、磷、铁等。

药理作用：①大豆中含大豆黄酮及染料木素，两者均有雌激素样作用；

②解痉作用。

原料： 芜蔚子8克，黑豆150克，姜5克。

制法： 芜蔚子炒至微香，可研粉；黑豆浸透，洗净。一起与姜下瓦煲，加水900毫升（约3碗半量），武火滚沸后改文火煲35分钟，下盐便可。为1~2人量，宜每日1次，佐餐食用。

功效： 清肝明目，平肝降气。适用于肝阳上亢以及其他类型肝病患者伴有火热上炎的眼目昏蒙、头晕等症状。

芝麻泥鳅汤

原料： 黑芝麻50克，黑豆60克，泥鳅鱼500克，植物油50毫升，猪骨汤500毫升，精盐、味精、酱油、姜片、胡椒粉、葱白各适量。

制法： 黑芝麻在清水中淘洗净，黑豆置清水中浸发后洗净。泥鳅鱼用清水放养1~2天，使之吐出浊物。制作时，将泥鳅先置冷锅内，加盖、加热烫死。然后炒锅用文火加热，放入植物油，将泥鳅滑煎至脱涎即盛出。砂锅内放入适量清水和黑豆，武火煮至半熟，放入猪骨汤、泥鳅、黑芝麻、姜片，武火煮至黑豆熟时，放入精盐、酱油、胡椒粉、味精、葱白调味即成。

功效： 养肝益肾，润燥填精。泥鳅补肾功效优于其他鱼种。一般适用于肾精不足、阴阳两虚、肝肾阴虚、中风后遗症等高血压病患者，用于改善头晕眼花、耳鸣目涩、遗精早泄、崩漏带下等症状。

海带炖黑豆

原料： 鲜海带200克，黑豆、瘦猪肉各100克，姜、葱、精盐各5克。

制法： 将黑豆洗净，去杂质；猪瘦肉洗净，切4厘米见方的块，海带洗净、切丝；姜切片，葱切段。将海带、黑豆、猪瘦肉、姜、葱放入炖锅内，加水600毫升。将炖锅置大火上烧沸，打去浮沫，再用小火炖煮1小时，加入精盐拌匀即成。每天1次，每次吃海带、猪肉50克，随意喝汤。

功效： 活血利水，祛风解毒。适宜用于肝硬化患者日常保健食用。

玉米须黑豆猪肉汤

原料： 玉米须 30 克，黑豆 50 克，猪瘦肉 100 克，姜、葱、精盐各 5 克，大蒜 10 克。

制法： 玉米须洗净，黑豆洗净，猪瘦肉洗净，切 4 厘米见方的块，姜切片，葱切段，大蒜去皮切片。将玉米须、黑豆、猪瘦肉、大蒜、姜、葱、精盐同放炖锅内，加水 500 毫升。将炖锅置大火上烧沸，用小火炖煮 1 小时即成。每天 1 次，每次吃猪肉 50 克，随意吃豆喝汤。

功效： 平肝利胆，利水泄热。适宜用于肝硬化伴胆结石患者。

黑豆红花煎

原料： 黑豆 30 克，红花 6 克，红糖 60 克。

制法： 将黑豆、红花煮至豆熟后去渣取汁，冲红糖饮服。每天 2 次。

功效： 活血化瘀。适宜用于肝硬化气滞血瘀者。

豆 腐

性味归经： 味甘，性平。归肺、胃经。

功效主治： 补虚润燥，清肺化痰。

成分： 含蛋白质，维生素 A、B，烟酸、钾等。豆腐为高蛋白、低胆固醇食物，与动物蛋白食品合用，可提高蛋白质的吸收率；因豆腐系碱性食品，故对肉类、米饭、面包等酸性食品具有中和作用，有助于消化吸收和预防老年病；因含烟酸和易吸收的钙，故可增强微血管弹性，预防血管破裂，减轻老年骨质脆弱；长期饮用豆浆，可预防贫血、低血压、血小板减少。

豆腐鳅鱼汤

原料： 泥鳅、豆腐各 300 克，黄酒 10 毫升，小白菜 200 克，姜、葱、精盐各 5 克，植物油 30 毫升。

制法： 将泥鳅鱼放入清水内，吐净泥土，宰杀，去腮、内脏，洗净；豆腐洗净，切 5 厘米见方的块，姜切片，葱切段；炒锅置大火上烧热，加入植物油烧六成热时，放入葱、姜爆香，注入清水500毫升，烧沸，放入泥鳅鱼、豆腐、精盐，煮25分钟即成。每天2次，每次泥鳅50克，豆腐100克。

功效：清利湿热，利水消肿。适宜用于急性黄疸型肝炎，同时有小便不利、水肿等患者。

 素烧三样

原料：鲜嫩扁豆、鲜番茄各100克，鲜豆腐400克，熟豆油40毫升，淀粉10克，精盐、味精、葱花、生姜末各适量。

制法：将扁豆撕去筋丝，放开水锅里烫煮片刻，捞出控水；豆腐切3厘米长、1厘米厚、1厘米宽的片，放开水锅里煮片刻，捞出控净水分；番茄切去蒂，再切成橘子瓣状；锅内放20毫升油烧热，用葱花、生姜末炝锅，放入番茄略微煸炒，加少许水；将豆腐和扁豆同时下锅，加精盐、味精轻炒拌均匀；勾粉芡，淋剩余熟豆油，即可出锅。佐餐食用。

功效：健脾和中，消暑生津，利水化湿。适宜用于慢性肝炎患者湿邪阻滞中焦所致的食欲欠佳、食后易腹胀，甚至有泛呕、尿少色深等症，尤其适合于夏天食用。

 小白菜炖豆腐

原料：豆腐100克，小白菜150克，香油2克，精盐、味精各适量。

制法：豆腐切丁，小白菜切段。锅内放豆腐，加水，大火烧开改小火，10分钟后下小白菜，煮开，加精盐、味精、香油。

功效：补益中气，调理肠胃，健脾利湿。适用于慢性肝炎、肝癌、肝硬化、胆囊炎等患者食用。

 苦瓜豆腐汤

原料：苦瓜100克，瘦猪肉、豆腐各50克，精盐、味精、酱油、湿淀粉、香油、植物油各适量。

制法：将猪肉洗净剁成末，加湿淀粉调匀。植物油烧热，下肉末划散，加入苦瓜片翻炒数下，推入豆腐块，调味后加水煮沸，淋上香油，以盐、味精、酱油调味，用少许湿淀粉勾薄芡即可。

肝病食疗药膳

功效：抑肝阳，通经脉，明眼目，解热毒。

蕨菜豆腐汤

原料：蕨菜100克，豆腐50克，葱、姜片各15克，精盐、香油各适量。

制法：将蕨菜择洗干净，切成段。豆腐切成片。炒勺置旺火，加水，烧开后加豆腐、蕨菜、葱、姜，炖20分钟，加入精盐、香油，倒入大汤碗内即成。

功效：清热解毒，利水滑肠。适用于湿热肝炎、胆囊炎、肝硬化等。

红苋豆腐汤

原料：红苋、豆腐各50克，蒜蓉、姜片、精盐、味精、香油、植物油各适量。

制法：将油烧热，爆香姜片、蒜蓉，倒入切碎的苋菜翻炒，加水煮沸后，投入豆腐小块，以各种调料调味煮沸，淋上香油即成。

功效：清热利湿，凉血止血。适用于肝炎患者二便不通，目赤咽痛，鼻出血等病症。

芹菜拌干丝

原料：芹菜300克，豆腐干100克，精盐、酱油、味精、白糖、生姜丝、麻油各适量。

制法：将芹菜洗净后切成4厘米长的段。豆腐干切成丝。炒锅置于旺火上，加水烧沸，放入芹菜段和豆腐干丝，至芹菜段断生时捞出，放凉水中浸凉，控水后放入碗中，加入精盐、酱油、味精、白糖、生姜丝、麻油，调均匀后装盘即成。

功效：益阴疏肝。

车前草紫薇根炖豆腐

原料：车前草12克，鲜紫薇花根60克，山楂树根30克，灯心草9克，豆腐100克，上汤250克，姜、葱、蒜各5克，精盐适量。

制法：将以上4味药洗净，切节和片，放入纱布袋内，放入炖杯中，加水 200 毫升，用大火烧沸，小火煮 25 分钟，除去药包，留汁液待用；将豆腐切 4 厘米见方的块放入炖锅内，加入精盐、药液、姜、葱、大蒜，再注入上汤，将炖锅置大火上烧沸，再用小火炖煮 25 分钟即成。每天 1 次，吃豆腐，随意喝汤。

功效：行气温胃，利水消肿。

 蘑菇烧豆腐

原料：嫩豆腐 250 克，鲜蘑菇 100 克，盐、味精、香油适量。

制法：砂锅中放入豆腐片、鲜蘑菇片、盐和清水，用中火煮沸后，用小火炖 15 分钟，加入调味品即可。

功效：益气养阴。

鸡 蛋

性味归经：甘，平。归脾、胃经。

功效主治：滋阴润燥，养血安神。用治热病烦闷，燥咳声哑，目赤咽痛，胎动不安，产后口渴，下痢，烫伤。

用法：去壳生服，沸水冲，或与他药同煮，或入丸、散。外用：去壳取黄、白，和药调敷。

注意事项：伤食积滞者少服。

成分：蛋清含蛋白质 10%、脂肪 0.1%、钙、磷、铁。蛋白质中卵蛋白 75%，卵类黏蛋白 15%，白蛋白 3%。蛋黄中含脂肪性物质 30%、蛋白质 13.6%、维生素 A 及钙、磷、铁等。

 太子参氽鹌鹑

原料：鹌鹑肉 100 克，太子参、冬笋各 10 克，水发口蘑 5 克，黄瓜 15 克，鸡蛋 1 只，酱油、黄酒、猪油、花椒水、精盐、湿淀粉、味精、鲜汤各适量。

制法：将鹌鹑肉切成薄片，用鸡蛋清和湿淀粉抓匀，冬笋、口蘑、黄瓜均切成片；炒锅放猪油，烧至油五成热，放入鹌鹑片油锅滑熟盛起；炒锅内放鲜汤、精盐、黄酒、花椒水、酱油、冬笋、口蘑、黄瓜、太子参、鹌鹑肉片；烧沸撇浮沫，放入味精，盛入汤碗内即成。佐餐食用。

功效：补益五脏，益气和中。适宜用于脾肾阳虚型慢性肝炎。其他类型的慢性肝炎如伴有虚劳羸瘦、气短倦怠、久泄久痢、食欲不振等，均可将本膳作为补益食疗佳品；常人食用可增气力、壮筋骨。

蛋黄番茄

原料：番茄 500 克，新鲜鸡蛋黄 2 个，白糖适量。

制法：将番茄洗净，放入沸水锅中氽后投入凉水中，捞出后削去皮，切成半月形块，装在盘中。将鲜蛋黄放在番茄块中央，并将白糖撒蛋黄和番茄块上即成。佐餐食用。

功效：凉血止血。适宜用于肝硬化有出血症状者。

藕汁炖鸡蛋

原料：藕汁 30 毫升，鸡蛋 1 个，冰糖适量。

制法：鸡蛋打开搅匀后加入藕汁，拌匀后加适量冰糖蒸熟即可。日常服食。

功效：止血止痛，散淤消肿。适宜用于肝硬化伴出血者。

藕汁田七羹

原料：田七粉 5 克，藕汁 50 毫升，鸡蛋 1 只，调味品适量。

制法：藕汁加水适量，与田七粉及鸡蛋同时调匀，煮沸，加调料，即可饮用。

功效：活血祛瘀。适宜用于肝硬化吐血、便血、出血等病症。

荸荠蒸鸡蛋

原料：荸荠 100 克，鸡蛋 100 克，精盐、葱各 5 克。

制法：将荸荠洗净，去皮，切颗粒状；切葱花待用；鸡蛋打入碗中，加入 50 毫升水，放入盐、葱花，用筷子搅散，加入荸荠碎，再拌匀，待用；将盛有鸡蛋荸荠碎的碗放入蒸笼内，用大火、大气蒸 15 分钟即成。每天 1 次，佐餐食用。

功效：利湿热，消水肿。适宜用于急性黄疸型肝炎患者食用。

炒虾仁鸡蛋

原料： 鲜虾仁100克，鸡蛋2个，油10克，精盐、料酒、葱末少许。

制法： 虾仁切薄片，收入碗内，打入鸡蛋，加精盐、料酒、葱末调拌均匀。炒勺放油，烧热后把调好的蛋汁倒入勺内，用手勺不断推炒，至鸡蛋成片状、虾片熟透。

功效： 温补脾肾。适宜用于肝病脾肾阳虚者。

 鲜蘑凤尾虾

原料： 整鲜蘑菇200克，对虾50克，香菇丝、熟火腿丝各10克，葱丝5克，鸡蛋1个，油10克，料酒、姜片、精盐、味精少许。

制法： 鲜蘑菇放砂锅内，加入清汤、料酒、精盐、味精、姜片，烧透捞出，入盘。对虾去头剥壳，用刀从背部剖入不切断，去虾筋后摊平。鸡蛋打入碗，加精盐，打成糊，粘住每只虾的背部，火腿丝、香菇丝、葱丝摆在盘中，将虾卷好，露出虾尾。炒锅放油烧热，将卷好的对虾下锅煎透，放少许汤，加料酒、精盐、味精略烧一下，出锅后围在蘑菇、火腿和葱丝四周。

功效： 养血柔肝。适用于慢性肝炎白蛋白轻度低下者。

肝病食疗药膳

第七章

祛痰化湿可通肝

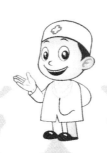

芡 实

别名鸡头米、鸡头苞、鸡头莲等。

性味归经：甘、涩，平。归脾、肾经。

功效主治：益肾固精，健脾止泻，除湿止带。

本品主含淀粉、蛋白质、脂肪、碳水化合物、钙、磷、铁、硫胺素、核黄素、尼古酸、抗坏血酸等。本品具有收敛、滋养作用。

芡实与莲子，二者同科属，均为甘涩平，主归脾、肾经。均能益肾固精、补脾止泻、止带、补中兼涩，主治肾虚遗精、遗尿；脾虚食少、泄泻；脾肾虚带下等。但芡实益脾肾固涩之中，又能除湿止带，为虚实带下证常用药；而莲子又能入心经以养心安神，亦治心肾不交之虚烦、心悸、失眠等。

用法用量

煎服，10～15 克。

 ### 苡仁芡实煲老鸭

原料：芡实 100 克，薏苡仁 100 克，老鸭 1 000 克，调味品适量。

制法：老鸭去毛、内脏，洗净，将芡实、薏苡仁放鸭腹中，加清水适量，小火煮 2 小时，调味服食。佐餐食用。

功效：补气益虚，健脾益胃。适宜用于肝肾阴虚者。

 ### 芡实莲子饭

原料：粳米 500 克，莲子、芡实各 50 克。

制法：粳米洗净，用温水将莲子泡发，然后去皮、芯。用温水泡发芡实，将粳米、莲子、芡实搅匀，放锅内，加入适量水，置火上焖熟即成。用作主食。

功效：健脾固肾，涩精止遗。适宜用于肝硬化脾肾阳虚者。

 ### 人参山药糕

原料：生晒参 6 克，山药 100 克，芡实、莲子、茯苓各 60 克，糯米粉、粳米粉各 500 克，白糖适量。

制法：将人参、山药、莲子用温水浸泡后，去皮洗净，与茯苓、芡实一同打碎成末；将糯米粉、粳米粉、糖混合，加入上述药末拌匀，加水和成面团，制成糕状。将糕上笼蒸 30 分钟，熟后即成。佐餐食用。

功效：益气健脾。适宜用于肝硬化气虚乏力、体质虚弱、脾虚便溏。

九仙糕

原料：莲子、山药、白茯苓、薏苡仁、芡实各 5 克，炒麦芽、炒白扁豆各 3 克，陈皮 6 克，白糖 150 克，糯米粉 1 000 克。

制法：将莲子用温水泡后去皮和心；将山药、茯苓、薏苡仁、麦芽、白扁豆、芡实、陈皮同放入砂锅内，加适量清水；大火烧沸，用小火煮 30 分钟，去渣留汁；将糯米粉、白糖放入盆内，加药汁揉成面团，做成糕；上笼用大火蒸 30 分钟即成。早餐食用。

功效：补虚损，健脾胃。适宜用于脾胃虚弱，元气亏损的慢性肝炎，以及脾肾阳虚型慢性肝炎等症。用补中益气糯米为主，配合健脾益气，消谷化食山药、茯苓、薏苡仁、麦芽、扁豆、陈皮做糕，补益作用增强，且补中有消，补而不滞。

茯　苓

性味归经：味甘、淡，性平。归心、脾、肺、肾经。

功效主治：利水渗湿，健脾补中，宁心安神。

茯苓中的主要成分为茯苓聚糖，含量很高。对多种细菌有抑制作用；对肝损伤有明显的保护作用；有抗肿瘤的作用；能多方面对免疫功能进行调节；能使化疗所致白细胞减少加速回升；并有镇静的作用。

用法用量：用量 6~12 克。久服会损人肾气，减弱视力。

茯苓赤小豆粥

原料：茯苓 15 克，赤小豆 50 克，粳米 100 克。

制法：将茯苓打成细粉，赤小豆洗净，去杂质，用水浸泡 2 小时；粳米淘洗干净。将粳米、赤小豆放入锅内，注入清水 800 毫升，用大火烧沸，再用小火炖煮 40 分钟后，加入茯苓粉，再煮 10 分钟即成。每天 1 次。

功效：除湿健脾，利水消肿。

复方玉米须饮

原料：玉米须30克，冬瓜皮、茯苓皮各15克。

制法：将3药用水煎，去渣即可。日常饮用。

功效：利尿退肿。适宜用于肝硬化腹水者。

佛手茯苓牛肉汤

原料：佛手、生姜各10克，茯苓25克，白芍15克，陈皮5克，牛肉150克，大枣50克，精盐适量。

制法：将牛肉洗净，斩成小块；其余用料洗净，生姜拍烂，备用；全部用料放入锅内，加适量水，小火煮3小时，加精盐调味即成。佐餐食用。

功效：补脾柔肝。佛手能疏肝解郁，行气止痛，并能理气和中燥湿。茯苓功能利水渗湿，健脾宁心。两药相配，疏肝健脾，直接针对肝脾不调这个主要病机，起到抑肝扶脾的作用。白芍柔肝平抑肝阳，缓急止痛，助佛手抑肝之用。陈皮气芳香，功能芳香醒脾，理气和胃，助茯苓之扶脾。牛肉补中益气，健脾养胃，生姜配大枣，调和脾胃又调和汤味，使汤汁美味可口。

白茯苓粥

原料：白茯苓15克，粳米50克，精盐适量。

制法：将白茯苓洗净，磨粉备用；淘洗干净的粳米放入砂锅中；加适量清水煮粥，见粥将好时；加入白茯苓粉、精盐稍煮，拌匀后即可食用。每天2次，分早晚温热服用。

功效：健脾除湿。凡属脾虚及水湿内滞者均可食用，尤其适宜用于慢性肝炎患者肝郁脾虚湿盛等病证。茯苓是补脾宁心，利水渗湿药品，分赤白两种，常用白茯苓，偏于湿热者可用赤茯苓；与粳米为粥，既可扶正健脾，又可利湿消肿。

茯苓清蒸鳜鱼

原料：茯苓 15 克，鳜鱼 150 克，姜、葱、蒜、精盐各适量。

制法：将食材加水，以及调料同蒸至熟烂，即可食用。吃鱼喝汤。

功效：健脾利湿，益气补血。适宜用于水湿内阻者。

莲子茯苓糕

原料：莲子肉、茯苓、麦冬各 500 克，白糖、桂花各适量。

制法：将莲子肉、茯苓、麦冬共研成细粉，加入白糖、桂花拌匀，用水和面蒸糕即成。作早餐食用，每次吃 100 克。

功效：清热除湿，宁心健脾。适宜用于湿热蕴结型慢性肝炎兼有心脾两虚患者见有消渴、心悸、怔忡、食少、形疲、乏力等病症。

豆 蔻

又名白豆蔻。按产地不同分为"原豆蔻"和"印尼白蔻"。

性味归经：辛，温。归肺、脾、胃经。

功效主治：化湿行气，温中止呕。本品可化湿行气，常与藿香、陈皮等同用。

豆蔻、砂仁同为化湿药，常相须为用，用治湿阻中焦及脾胃气滞证。但豆蔻之力偏中上焦，温中偏在胃而善止呕；砂仁偏中下焦，温中重在脾而善止泻。

用法用量

煎服，3～6 克；入汤剂宜后下。阴虚血燥者慎用。

豆蔻馒头

原料：白豆蔻 3 克，面粉 1 000 克，酵母 50 克。

制法：将面粉加酵母、温水，揉匀成团，捂约 2 小时；把白豆蔻压碎研成细粉。面团发酵后，加碱水适量，撒入白豆蔻粉末，用力揉面，直至药末、碱水揉匀，制成馒头坯子。将馒头坯子装上笼，用武火蒸约 20 分钟即可食用。

功效：助消化。适宜用于胸腹胀满，食欲不振。

 五香槟榔

原料：槟榔 200 克，陈皮 20 克，丁香 10 克，豆蔻 10 克，砂仁 10 克，盐适量。

制法：将槟榔、陈皮、丁香、豆蔻（捣碎）、砂仁（捣碎）洗净。把全部原料放入锅内，加盐、清水适量，武火煮沸后，文火煮至药液干涸，停火待凉，取出槟榔用刀剁成黄豆大小的碎块即可食用。

功效：健脾宽胸，顺气消滞。适用于脂肪肝患者食欲不振，食少缺乏食欲，消化不良。

 蔻姜粳米粥

原料：肉豆蔻 6 克，生姜 5 片，粳米 100 克。

制法：肉豆蔻研为细末备用。粳米加水适量煮约 20 分钟，然后加入肉豆蔻末及生姜，同煮至熟即可食用。

功效：开胃，增进食欲，促进消化。

 荷叶药汁八宝饭

原料：薏苡仁 50 克，莲米 15 克，粳米 250 克，鲜荷叶 3 张，扁豆 30 克，白豆蔻 10 克，杏仁 20 克，胡萝卜 150 克，白糖、小葱、青红丝各适量。

制法：将薏苡仁、莲米、扁豆、白豆蔻、杏仁分别用清水洗净，备用；胡萝卜洗净切丝；再将淘净的粳米放入砂锅中煮至 7 成熟，捞入盆内，拌入白糖，搅匀；将上述药物摆在荷叶上，再将粳米饭摊放在药上，用荷叶包好，上笼蒸熟，取出扣入盆中，再撒上胡萝卜丝、小葱、青红丝即成。每次 100 克，每天 1 次。

功效：健脾燥湿。适宜用于脾气虚弱、湿邪蕴结的肝炎患者。

 豆蔻鲫鱼

原料：白豆蔻 3 克，鲫鱼 500 克，陈皮 5 克，胡椒粉、精盐、味精、生姜、葱、猪油各适量。

肝病食疗药膳

制法：将鱼刮去鳞鳃及内脏，洗净；白豆蔻研成细末；陈皮、生姜洗净，切成斜片；将豆蔻末分放在两条鱼肚内，装入大盘，鱼底下放陈皮，上面撒胡椒粉、精盐、味精、生姜、葱、浇上猪油，上笼蒸约20分钟取出，拣去姜、葱即成。当菜佐餐。

功效：健脾和胃。适宜用于肝郁脾虚型慢性肝炎患者身体虚弱、脾气不足、不思饮食、消化不良等症。鲫鱼与温中行气化湿的白豆蔻，以及理气除湿的陈皮同用，使其补虚而不滞涩，行气而不伤正。本方补益效果较好，可长期服用，无毒副作用。

茵　陈

茵陈是治疗肝胆病最重要的药物之一，并且无疑是"褪黄第一药"。绝大多数医家治黄疸必用茵陈，使用率接近100%；此外，肝胆病证属湿热重而未见黄疸者也多用，单独统计此类用法，使用率也远高于57.2%。

性味归经：苦、辛，微寒。归脾、胃、肝、胆经。

功效主治：利湿退黄，解毒疗疮。

本品苦泄下降，性寒清热，善清利脾胃肝胆湿热，使之从小便而出，为治黄疸之要药。现代研究显示本品有显著利胆作用，并有解热、保肝、抗肿瘤和降压作用；有一定抗病毒作用。

用法用量：茵陈治肝炎时用量以30克为主；另有部分医家建议治疗黄疸或湿重证型时，可用50～100克。茵陈治疗脂肪肝、肝硬化、胆囊炎和胆结石，用量相对较小，绝大多数医家使用15克左右。

茵陈蚬肉生姜汤

原料：茵陈30克，新鲜蚬肉120克，生姜15克，精盐、味精各适量。

制法：将茵陈洗净，生姜去皮切成片；取新鲜大蚬，用开水略煮，去壳，取肉；再将全部用料同放入砂锅内，加清水，先用大火煮沸，再用小火煮1小时，汤成去渣，加精盐、味精，再煮沸即成。佐餐食用。

功效：清热利湿，利胆退黄。茵陈具有清热利湿，热毒通便，利胆退黄的功效。蚬肉有清热、利湿、解毒的功效。生姜具有发汗解表、温中止呕、散寒止咳、解毒、利胆等功效。三者相合，共奏清热利湿、消胆退黄的功效。

茵陈大枣苡仁粥

原料： 茵陈蒿、车前草各30克，大枣、薏苡仁各20克，粳米200克，冰糖适量。

制法： 先将茵陈、车前草煎煮3次，滤取药汁100毫升以备用，再将粳米、大枣、薏苡仁同放入锅内，加水适量煮粥，待粥浓稠时，兑入药汁50毫升，放入冰糖调味后即可食用。随量食用。

功效： 清热利尿。适宜用于湿浊阻滞者。

茵陈竹叶粥

原料： 粳米100克，茵陈15克，淡竹叶20克，冰糖适量。

制法： 将茵陈、淡竹叶入锅，加3 000毫升清水，煎煮约30分钟，去渣取汁，再将淘净的粳米与药汁混合，小火煮粥，待粥汁稠黏时调入冰糖，溶化后即成。

功效： 清热利湿。适宜用于治疗肝胆湿热型慢性肝炎；还可用于慢性肝炎伴有高血压病、冠心病等。

茵陈红枣煲蚌肉

原料： 茵陈10克，红枣50克，蚌肉、西兰花各100克，姜、葱、精盐各5克，蒜10克，植物油30毫升。

制法： 将茵陈用加水100毫升，熬取汁液，去茵陈，待用；红枣去核、洗净，蚌肉洗净，切4厘米见方的薄片；西兰花洗净，撕成小花朵，姜切片，葱切段，蒜去皮切片。将炒锅置大火上烧热，加入植物油，六成热时，加入姜、葱、蒜爆香，随即下入蚌肉、西兰花、精盐、炒匀，加入茵陈药液、红枣及清水200毫升。用小火煲30分钟即成。每天1次，每次吃蚌肉50克。

功效： 滋阴补血，益肝补肾。适宜用于肝肾阴虚，血虚者。

猪　苓

性味归经： 甘、淡，平。归肾、膀胱经。

功效主治： 利水消肿，渗湿。

本品甘淡渗泄，利水作用较强，用于水湿停滞的多种病症。猪苓与茯苓均利水消肿，渗湿。用治水肿，小便不利等证。然猪苓利水作用较强，无补益之功。而茯苓性平和，能补能利，既善渗泄水湿，又能健脾宁心。猪苓此种特性，应用时需加注意。

现代医学研究发现，猪苓水煎剂有很强的利尿作用。猪苓还能明显增强机体免疫功能，其主要有效成分是猪苓多糖。猪苓是一种非特异性免疫刺激剂，此作用是临床治疗病毒性肝炎的药理基础。猪苓提取物还能抑制肿瘤的生长，减轻肝损害。临床上可用于治疗肾病综合征、肝硬化腹水、慢性肾炎蛋白尿、黄疸性肝炎、肺癌等。久服会损人肾气，减弱视力。

用法用量：煎服，6～12 克。无水湿者忌服。

山药二苓包子

原料：山药粉 100 克，猪苓粉 100 克，白茯苓粉 100 克，白糖 50 克，大麦面粉、小麦面粉各 150 克，青、红丝，植物油各适量。

制法：将山药粉、猪苓粉、白茯苓粉放入大碗中，加水适量，浸泡成糊，蒸 30 分钟后，加入白糖、植物油、少许面粉与青、丝，搅拌成馅，备用。大麦面、小麦面混合和面、发酵。取发酵调碱后的软面，充分揉搓，分成 16 个剂子，擀成 16 个面片，并将馅分成 16 份，制作成包子，上笼，蒸熟即可食用。

功效：利水渗湿，延年耐老，抗癌。其中抗癌的主要成分是猪苓多糖，实验显示其对小鼠肝癌的抑制率为 37%～54%；猪苓对免疫系统也有良好影响。3 种药物共同作用，益肾健脾，抗癌利水，适合用于脾胃气虚型肝癌，而且对肝癌并发腹水患者有较好的调理作用。

玉米须猪苓牛肉汤

原料：玉米须、生薏苡仁各 60 克，猪苓 30 克，泽泻、生姜各 10 克，陈皮 5 克，牛肉 100 克，大枣 50 克，精盐适量。

制法：将牛肉洗净，切成小块；其他用料洗净，陈皮浸泡去白；生姜拍烂；全部用料同放入锅内；加适量水，小火煮 2 小时，加精盐调味即成。随意饮用，当天饮完。

功效：利湿化浊，清热解毒。尤适宜用于湿重热轻型肝病兼有脾胃不和患者食用。注意陈皮煎煮前宜先浸泡去白，以加强其理气祛湿消滞的功效。且陈皮味苦性温燥，用量不宜多，以防其伤阴化燥生热。

 猪苓鲫鱼汤

原料：鲫鱼 500 克，猪苓、冬瓜皮各 30 克，生姜 3 片，调料适量。

制法：将活鲫鱼活杀去鳞、鳃及内脏，洗净入锅，加猪苓、冬瓜皮、生姜、适量调料及水，小火煮 1 小时，去药渣食肉饮汤。每天 1 次。

功效：养阴益肝，利水消肿。适宜用于肝硬化伴消瘦，小便不利或轻度腹水者。

鸡内金

为雉科动物家鸡的沙囊内壁。杀鸡后，取出鸡肫，趁热剥取内壁，洗净，干燥。生用、炒用或醋制入药。

性味归经：甘，平。归脾、胃、小肠、膀胱经。

功效主治：消食健胃，涩精止遗。

用法用量：煎服，3～10 克；研末服，每次 1.5～3 克。研末服效果比煎剂好。脾虚无积滞者慎用。

 益脾饼

原料：生白术 120 克，生鸡内金、干姜各 60 克，熟枣肉 250 克。

制法：将白术、鸡内金切细焙熟，与干姜、枣肉同捣如泥，作小饼，烘干。晨起空腹时当点心。

功效：温中健脾，健胃消食。适宜用于肝硬化脾肾阳虚者。

内金生肠

原料：猪生小肠 500 克，干鸡内金 10 克，葱丝、姜丝、精盐、白糖、香油、湿淀粉、黄酒、胡椒粉、味精各适量，植物油 250 克（实耗 75 克），鲜汤 50 毫升。

制法：将生肠剖花刀纹，切 4 厘米长的段待用；将鸡内金焙黄，研细末，待用；将锅烧热，放植物油，待油至 7 成热时，将生肠倒入爆炒，并用铁勺翻动，至八成熟时，将生肠倒入漏勺沥油。原锅下油 30 克，烧至六成热时，加葱丝、姜丝、黄酒、味精、精盐、胡椒粉、鲜汤、白糖。烧滚后，再将生肠倒入，并加入鸡内金粉，颠翻数次，用湿淀粉勾芡，淋上香油上盆即成。佐餐食用。

功效：健脾缩尿。适宜用于肝硬化水肿、肝脾肿大等病症。

 赤小豆内金荷叶粥

原料：赤小豆 60 克，鸡内金 10 克，鲜荷叶 250 克。

制法：将鲜荷叶洗净，切碎；鸡内金研成细粉，备用；赤小豆洗净后入锅；加适量清水，用小火煮至赤小豆熟烂后加入荷叶、鸡内金粉，再煮 5 分钟即成。早晚分次食用。

功效：健脾利湿。赤小豆健脾利水、清热除湿。适用于湿阻脾胃型急性无黄疸型肝炎患者。

金钱草

性味归经：甘、咸，性微寒。归肝、胆、肾、膀胱经。

功效主治：利湿退黄，利尿通淋，解毒消肿。本品清肝胆之火，又能除下焦湿热，有清热利湿退黄、消胆石之效。

现代研究显示，金钱草能促进胆汁分泌，使胆管泥沙状结石易于排出，胆管阻塞和疼痛减轻，黄疸消退；并有抑菌、抗炎作用。

用法用量：煎服，15～60 克。鲜品加倍。

 金钱草粥

原料：新鲜金钱草 60 克，粳米 50 克，冰糖适量。

制法：将金钱草洗净，切碎；加水煎汤，去渣留汁备用。粳米淘净，放入药汁中，加适量水，用小火煮粥。待粥将成时调入冰糖，溶化后即可食用。

功效：清肝利湿，清热解毒。适宜用于肝胆湿热蕴结，急慢性肝炎、脂肪肝、胆囊炎等。

金钱草猪肝汤

原料： 鲜金钱草 60 克，新鲜猪肝 90 克，大枣 10 克，生姜 12 克，精盐、味精各适量。

制法： 将鲜金钱草洗净，切碎；大枣洗净去核；生姜去皮洗净，切片；猪肝洗净后切片，并用开水焯去血腥；全部用料同放入砂锅内，加适量清水，大火煮沸后，再用小火煮 1 小时，加味精、精盐，再煮沸即成。当天服用。

功效： 清热解毒，利湿退黄。适宜用于治疗急性黄疸型肝炎。

金钱草玉米须蜜饮

原料： 金钱草 50 克，玉米须 100 克，蜂蜜 30 毫升。

制法： 将金钱草、玉米须洗净入锅；加适量水，煎煮 30 分钟，去渣取汁；待药汁转温后调入蜂蜜即成。上下午分服。

功效： 清热利湿，利胆退黄。适用于湿热蕴结、热重于湿型急性黄疸型肝炎。金钱草具有利水清热、利胆排石等功效。玉米须具有清热利尿、利胆降压等功效。蜂蜜有解毒保肝及调和药性的作用。

 蒲公英泥鳅汤

原料： 泥鳅 120 克，蒲公英、金钱草各 30 克，生姜 20 克，精盐、味精各适量。

制法： 将蒲公英、金钱草洗净；生姜去皮、洗净，切片；泥鳅活杀，去肠杂；用开水焯去黏液及血水；全部用料同放入砂锅内，加适量清水，大火煮沸后，小火煮 1 小时，加入精盐、味精，再煮沸即成。随意饮用，当天饮完。

功效： 泻火解毒，清热去湿。尤其适宜用于急性黄疸型肝炎兼有阴虚患者食用。蒲公英常与金钱草或茵陈配伍，治疗湿热黄疸。加泥鳅既可加强蒲公英清热解毒、除湿退黄的功效，又可滋阴扶正，祛邪。

玉米须

性味归经： 味甘，性平，归膀胱经。

功效主治： 能利尿、泄热、平肝、利胆。治肾炎水肿、黄疸肝炎、胆结石、糖尿病、吐血、鼻出血等。

药理研究证明，玉米须有利尿，降压，促进胆汁分泌，增加血中凝血酶和加速血液凝固等作用。玉米须还含有大量的镁，镁可以抑制癌细胞的发展，帮助血管舒张，加强肠壁蠕动，促进胆汁分泌，有利于机体废物的排出。玉米须的抗癌性引起了世界医学界的注意。研究者指出，玉米须中含有大量的赖氨酸，治疗癌症有显著的效果。玉米须对溶血性黄疸、胆囊炎、黄疸肝炎及胆结石引起的阻塞性黄疸，均适宜。

用法用量： 煎服，30~60克；鲜者加倍。玉米须味甘淡，性平和，没有特别禁忌。

玉须虫草蒸仔鸡

原料： 玉米须30克，冬虫夏草15克，仔鸡1只（约500克），姜5克，葱10克，盐5克。

制法： 把冬虫夏草用酒浸泡，洗净。仔鸡宰杀后去毛及内脏、爪。玉米须洗净，放入炖杯内，加水50毫升，煮25分钟，去渣，留汁液。姜切片，葱切段，待用。把鸡放入蒸盆内，把盐抹在鸡身上，加入玉米须汁液，虫草放在鸡腹内，姜、葱放在鸡身上，加清水100毫升。把蒸盆置武火大气蒸笼内蒸50分钟即成。每天1次，每次吃鸡肉50克。

功效： 补肾益阳，降低血压。适合于高血压证属阳虚型患者食用。

牡蛎玉米须汤

原料： 鲜牡蛎肉100克，玉米须50克，精盐、味精、葱花、姜末、料酒各适量。

制法： 将玉米须洗净，晾干或晒干，切成小段，放入双层纱布袋中，扎紧袋口，备用。将鲜牡蛎肉洗净，斜剖成片。玉米须袋与牡蛎一同下锅，加清水适量，武火烧沸，烹入料酒，改用小火煨煮40分钟。待牡蛎熟烂后，取出药袋，加葱花、姜末、精盐、味精，搅拌均匀，再煨煮至沸，即可服用。

功效：可用于各型慢性肝炎，且有消退黄疸的作用。日本学者久保道德等人，用牡蛎提取物作了动物实验，对实验性肝损伤的大鼠给予灌注，并与对照组对照。结果是几种血清酶的升高被显著抑制，肝细胞的坏死、变性也减少。这表明牡蛎提取物对治疗慢性肝炎、改善肝功能有效。

 玉米须煲鲜蚌

原料：玉米须60克，鲜蚌肉、西芹100克，姜、葱、精盐各5克，植物油30毫升。

制法：将玉米须洗净，放入炖杯内，加水250毫升，用大火烧沸，小火炖煮25分钟，去渣，留汁液待用；鲜蚌肉洗净，切薄片；姜切片，葱切段，西芹洗净，切5厘米长的段；将锅置大火上烧热，加入植物油，六成热时，放入姜、葱爆香，随即加入蚌肉、西芹、精盐及玉米须汁液，煮20分钟，调味即成。每天2次，佐餐食用。

功效：利尿泄热，平肝利胆。适宜用于急性黄疸型肝炎患者食用。

 玉米须大枣黑豆粥

原料：玉米须60克，大枣、黑豆各30克，胡萝卜90克。

制法：将胡萝卜洗净切块；用水煮玉米须30分钟，去须；用其水煮大枣，黑豆，直至豆烂即可。早晚分次食用。

功效：健脾养肝，利湿退黄。用于治疗肝胆湿热型慢性肝炎。

 玉米须乌鸡汤

原料：乌骨鸡肉100克，玉米须15克，山药40克，调料适量。

制法：将鸡肉切块；与玉米须，山药加水同煮；待肉熟时放入调料即成。佐餐饮用。

功效：清肝利胆，补益肝肾。用于治疗肝胆湿热型慢性肝炎，对兼有气血不足者尤为适宜。

砂 仁

性味归经：辛，温。归脾、胃、肾经。

功效主治：化湿行气。温中止泻，安胎。

本品辛散温通，气味芬芳，其化湿醒脾，行气温中之效均佳，古人称其："为醒脾调胃要药。"故凡湿阻或气滞所致之脘腹胀痛等脾胃不和诸证常用。

用法用量：煎服，3～6克，入汤剂宜后下。阴虚血燥者慎用。

香菇鱼片汤

原料：香菇100克，枸杞子30克，砂仁6克，鲜草鱼200克，混合油50毫升，清汤800毫升，生姜、精盐、酱油、味精、葱白各适量。

制法：新鲜香菇洗净，干品则先用冷开水浸泡，撕成片状；枸杞子洗净，清水浸发；新鲜活草鱼去鳞剖开后，取鱼肉，切成薄片，用少量精盐和酱油抹匀。砂锅内放入清汤，置武火上煮沸，放入香菇、枸杞子、砂仁（捣碎），待香菇半熟时入鱼片、混合油（先煎热）、生姜、精盐、酱油、味精、葱白调味，炖熟即可。

功效：补肾健脾。适用于肝病肾阳不足、阴阳两虚及冲任失调的患者，尤其兼有脾胃虚寒者。

砂仁红茶

原料：砂仁3克，红茶2克，槟榔2克，清水350毫升。

制法：把砂仁、红茶和槟榔放入容器内，加水煎茶饮用。

功效：健胃消食，散积理气。适用于脾气虚弱，积食、食欲不振、反胃恶心等症。

香酥鹌鹑

原料：鹌鹑8只，白莲8克，砂仁1克，葱1根，姜5片，料酒1/2匙，盐1茶匙，油750毫升。

制法：鹌鹑宰杀后去掉内脏，洗净备用。将砂仁、白莲入锅煮一下，取汁，放入盐、料酒、葱、姜水调汁。将鹌鹑放入调好的汁中腌制1小时，然后将鹌鹑拣出。待油热后，倒入鹌鹑炸第一遍，油温上升后再炸第二遍，直到呈酥脆状出锅即可。

功效：健脾和胃，行气。特别适合于高脂血症、脂肪肝、高血压、冠心病、肥胖症患者食用。

四仁锅巴

原料： 杏仁、砂仁各 10 克，薏苡仁 15 克，白蔻仁、通草各 6 克，滑石 20 克，粳米锅巴 250 克。

制法： 将杏仁、薏苡仁、砂仁、白蔻仁、滑石、通草洗净；用凉水浸泡 10 分钟，然后同放入砂锅中；加适量清水，大火煮沸，再用小火煎汤 150 毫升，趁热浇在粳米锅巴上即可。温热服用，代餐食用。

功效： 宣畅气机，化湿健脾，利尿退黄。适宜用于湿邪弥漫三焦的肝炎患者。杏仁理上焦之气，白蔻仁、砂仁、薏苡仁理中焦之气，通淋退黄，众药合用，使三焦之气条达，而湿邪随小便而去。粳米锅巴具有补脾益气的功效。

陈皮砂仁炒藕丝

原料： 陈皮、砂仁各 6 克，藕 100 克，猪瘦肉 50 克，姜、葱、精盐各 5 克，植物油 30 毫升。

制法： 将陈皮、砂仁烘干，研成细粉；藕洗净，切丝；猪瘦肉洗净，切丝；姜切片，葱切段；炒锅置大火上烧热，加入植物油，六成热时，放入姜、葱爆香，加入瘦肉、藕丝、精盐，炒至断生即成。每天 1 次。

功效： 消食开胃，行气化湿。适宜用于慢性肝炎脾胃虚弱者食用。

陈　皮

性味归经： 味苦、辛，性温，入脾、肺经。

功效主治： 功能理气健脾，燥湿化痰。

陈皮含有挥发油、橙皮苷，维生素 C，维生素 B_1 等成分。橙皮苷可拮抗肾上腺素引起血管收缩。同时，陈皮还具有抗炎、抗溃疡、利胆作用。

用法用量： 煎汤内服或制成药膳食用。对于舌赤少津、内有实热者要慎用。

刀豆壳橘皮饮

原料： 刀豆壳 10 克，橘皮 6 克。

制法： 将刀豆壳、橘皮洗净，入锅，加适量水煎煮 30 分钟，去渣取汁即成。上下午分服。

功效： 疏肝理气，解郁。刀豆壳能温中和胃、降气止呕，可治虚寒性呃逆呕吐，腹胀等证；橘皮理气调中、燥湿化痰；两味合用，适宜用于治疗肝郁气滞型急性无黄疸型肝炎兼有脾胃不和呕吐者。

山药枣豆糕

原料： 鲜山药 200 克，鲜扁豆 50 克，陈皮丝 5 克，大枣肉 500 克。

制法： 将山药去皮，切成薄片；将大枣肉、鲜扁豆切碎，捣成泥；撒上陈皮丝，和匀后制成糕状小块，上笼蒸熟即成。早点食用。

功效： 健脾利湿。适宜用于湿阻脾胃型急性无黄疸型肝炎患者。山药能健脾益胃、补气养阴。扁豆具有健脾和中、消暑化湿的功效。陈皮理气和胃，燥湿化痰。大枣具有养血安神、补中益气、缓和药性的功效。

复方赤豆粥

原料： 赤小豆、薏苡仁、粳米各 30 克，陈皮末 3 克。

制法： 将上述 4 味共煮为粥。1 日内分 2 次饮服。

功效： 利水消肿，清热去湿。适宜用于肝硬化水肿者。

柚汁饮

原料： 柚子 1 只，陈皮 9 克，红糖适量。

制法： 柚子去皮核绞汁，加陈皮、红糖，水煎饮服。每天 1 杯。

功效： 补中缓肝，理气消食，活血化瘀。适宜用于肝硬化脘闷痞满、食少口臭等症。

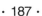
陈皮赤豆汤

原料： 陈皮 10 克，赤小豆、绿豆、黑豆各 50 克，白糖适量。

制法： 将陈皮、赤小豆、绿豆、黑豆洗净；同放入锅中，加适量水，煮烂后加入白糖溶化即成。

功效：健脾利湿。用于肝炎、脂肪肝、肝硬化等各种肝病，属于湿阻脾胃者。

陈皮瘦肉粥

原料：陈皮9克，猪瘦肉50克，粳米100克，精盐3克。

制法：将陈皮润透切片；猪瘦肉洗净，切成颗粒状；粳米淘洗干净放入锅内，加入陈皮注入清水800毫升，用大火烧沸，加入猪瘦肉、精盐，再用小火煮45分钟即成。每天1次。

功效：行气健脾，补气补血。适宜用于急性病毒性肝炎肝郁气滞者。

扁 豆

性味归经：味甘，性平，有毒。归脾、胃经。

功效主治：健脾化湿，解暑化湿。补脾不滋腻，化湿不燥烈，故为补脾、化湿、解暑之佳品。凡大病之后，初进补剂，先用本品，调养正气而无壅滞之弊。

成分：含蛋白质，糖类，钙、磷、铁、锌，维生素 B_1、B_2、维生素 C，烟酸，泛酸及豆甾醇、磷脂、血球凝集素等。

药理作用：能抑制痢疾杆菌及食物中毒之吐泻，具有解毒作用；抗病毒；促进免疫功能，含有对人红细胞的非特异性凝集素，具有某些球蛋白特性。血球凝集素是一种有害蛋白，遇高温可被破坏，故食用时应充分加热。

用法：适量，炖汤、煎汤、煮粥。

禁忌：不可生食，必须煮熟食用，以破坏其毒性成分。气滞胀满及患癥疾者不宜食。用扁豆1 000克炒黄、碾粉，每日口服3次，每次成人9克，小儿3克，灯芯汤调服，治恶性水肿及恶性肿瘤。

炒扁豆山药粥

原料：白扁豆100克，山药100克，大米55克。

制法：将白扁豆文火炒至微黄，捣碎；山药、大米洗净。将全部原料下锅，加适量清水，文火煮成粥即可食用。

功效：健脾养胃、止泻。适用于肝脾不和，肝胆病患者脾胃虚弱、食少久泻等。

 扁豆佛手粥

原料：白扁豆 60 克，佛手 15 克，粳米 100 克。

制法：将佛手加清水适量煎煮，取汁弃渣。把白扁豆、粳米洗净，放入药汁中，文火煮至粳米和白扁豆熟烂即可服用。

功效：行气止痛，化湿和胃。对肝胃气滞者最适宜食用。

 八宝糯米饭

原料：糯米 500 克，薏苡仁 50 克，白扁豆 50 克，莲子 30 克，红枣 20 克，核桃仁 50 克，龙眼肉 30 克，熟猪油 50 克，白糖 100 克。

制法：将薏苡仁，白扁豆，莲子肉用水泡胀，莲子去皮、心洗净；糯米淘洗干净；红枣洗净，用温水发胀。用大蒸碗一个，碗内涂抹熟猪油 10 毫升，放入龙眼肉，红枣，核桃仁，莲子，白扁豆，薏苡仁和糯米，一并上笼蒸约 20 分钟，然后翻扣在大圆盘中间。将熟猪油与白糖溶化后，淋在八宝米饭上即可食用。

功效：补心脾，益气血。适用于肝病患者心悸失眠，腹胀腹泻，倦怠乏力等。

 健脾豆沙包

原料：面粉 500 克，白扁豆、淮山药各 250 克、白砂糖 50 克。

制法：先将白扁豆煮烂，加淮山药粉及白砂糖，拌匀做成豆沙馅；面粉发酵后和成面团，分成 10 个小面团，分别包入豆沙馅，上笼蒸熟即可。佐餐食用。

功效：健脾和中，化湿利水。适宜用于脾虚、食少便溏、泄泻水肿等。

 山药扁豆粥

原料：山药 30 克，扁豆 10 克，粳米 100 克。

制法：将山药洗净去皮切片，扁豆煮半熟，加粳米、山药煮成粥食用。早、晚餐服用。

功效：健脾化湿。适宜用于湿浊阻滞者。

薏苡仁

性味归经：味甘、淡，性微寒。归脾、胃、肺经。

功效主治：利水渗湿，舒筋缓急，清热排脓。生用清热利湿，麸炒健脾止泻。性寒不伤胃，补脾不滋腻，渗湿不峻利，药力缓和，为清补淡渗之品，亦为食疗佳品。

成分：含淀粉、蛋白质、脂肪油、类脂、棕榈酸、肉豆蔻酸、维生素 B 及薏苡酯、薏苡素，薏苡多糖 A、B、C。不饱和脂肪酸及酯类衍生物，能抑制艾氏腹水癌、子宫颈癌及肝癌；抑制肌肉收缩和多突触反射；解热降温；抗炎，镇痛，镇静；增强免疫；降血糖，降血钙，降血压；抑制细菌及胰蛋白酶。

 薏苡仁淡菜煲冬瓜

原料：薏苡仁 30 克，植物油 30 毫升，淡菜 50 克，冬瓜 300 克，姜、葱、精盐各 5 克。

制法：将薏苡仁洗净，除去杂质；淡菜洗净；冬瓜去皮，洗净，切 5 厘米见方的块；姜切片，葱切段；锅置大火上烧热，加入植物油，放入姜、葱爆香，加入水 600 毫升，放入薏苡仁，用大火烧沸，小火煮 30 分钟，加入盐、淡菜、冬瓜，再用小火煲 30 分钟即成。每天 1 次，每次冬瓜 100 克，随意喝汤。

功效：除湿清热，利便去黄。适宜用于急性黄疸型肝炎患者。

 青元饭

原料：薏苡仁 30 克，鲜豌豆 50 克，粳米 150 克。

制法：把薏苡仁、豌豆、粳米淘洗干净；同放入锅内，加水适量；如常规煲熟即成。每天 2 次，每次吃饭 80 克。

功效：祛湿清热，利尿护肝。适宜用于慢性肝炎患者作为主食食用。

鲤鱼薏苡仁大蒜粥

原料：鲤鱼 250 克，薏苡仁 30 克，大蒜 20 克，粳米 100 克，调味品适量。

制法：将鲤鱼、薏苡仁、大蒜、粳米同煮成粥，调味食用即可。每天 1 次。

功效：理气行水。适宜用于水湿内阻型。

 薏苡仁芥菜瘦肉汤

原料：薏苡仁 200 克，芥菜心 100 克，瘦肉 200 克，调味品适量。

制法：先将薏苡仁、芥菜心洗净，入锅，加水适量，与瘦肉同炖，加调味品调味即成。

功效：滋阴补虚，防癌抗癌。适宜用于肝癌术后及放疗后患者的辅助食疗。薏苡仁能抑制多种肿瘤细胞增殖，芥菜也具有防癌功效。芥菜心被视为绿色蔬菜，富含维生素、矿物质、膳食纤维等成分，尤其含有可消除雌激素作用的成分，以避免肿瘤受刺激而生长，在日本国家癌症研究中心公布的 20 种抗癌蔬菜排行榜上，芥菜位列其中。

 香菇薏米饭

原料：生薏苡仁 100 克，粳米 50 克，香菇 50 克，玉米粒 50 克，油、盐适量。

制法：取生薏苡仁洗净，浸透心；温水发香菇，香菇浸出液沉淀滤清备用，香菇切成小块。将粳米、薏苡仁、玉米粒、香菇、香菇浸出液等加入盆中混匀，加油、盐调味，上笼蒸熟即可。

功效：益气健脾、利湿。经常食用有调节免疫功能，防癌之功。薏苡仁含有多糖和薏苡脂，能增强机体免疫功能，有抑制肿瘤细胞的作用，在国外已经成为防治癌瘤的热点。香菇多糖增强免疫功能的研究已经多次见诸于报道。两者配伍，加上玉米，经常食用，对慢性肝病的恢复以及防治肿瘤，均有较好的作用。

薏苡仁玉蜀黍饭

原料： 薏苡仁 30 克，王蜀黍 100 克。

制法： 将薏苡仁、玉蜀黍淘洗干净；烘干后，玉蜀黍碾成细渣；放入砂锅中，加入适量清水；先用大火煮开，改用小火煮成干饭即可。正餐食用。

功效： 补中健胃，除湿利尿。适宜用于脾肾阳虚偏于脾虚湿困型慢性肝病者。薏苡仁善健脾养胃，渗湿止泻；玉蜀黍又称玉米，健胃调中，利胆退黄；与薏苡仁配伍制成软饭作用更强。

薏苡仁桂花粥

原料： 薏苡仁 30 克，淀粉适量，砂糖、桂花适量。

制法： 先煮薏苡仁做粥，米烂熟后放入淀粉糊适量，再加砂糖、桂花。每天 2 次。

功效： 清利湿热，健脾除痹。适宜用于水肿、小便短少等症。

薏苡仁杏仁粥

原料： 薏苡仁约 50 克，杏仁（去皮心）10 克，白糖适量。

制法： 先煮薏苡仁至半熟，放入杏仁，粥成加糖。每天 2 次。

功效： 健脾祛湿，除痰通痹。适宜用于咳嗽痰多、肢体沉重疼痛等症。

马齿苋薏苡仁粥

原料： 马齿苋、薏苡仁各 30 克，粳米 50 克，白糖适量。

制法： 薏苡仁、粳米共同放入砂锅中，加清水 400 毫升，先用大火煮沸，再用小火煮至米粥将熟；将马齿苋洗净，切碎，入粥锅一块煮熟，最后调入白糖即成。每天 2 次，温热服用。

功效： 清热利湿，凉血解毒。马齿苋有较好的清热解毒作用，对于湿热蕴结的病证皆可应用，临床适宜用于湿热蕴结肝胆所致黄疸等症。与薏苡仁、粳米同时使用，可增强其健脾利湿的功效，放入少量白糖，更有轻度利尿的效果。

蚕 豆

性味归经：甘，平。归脾、胃经。

功效主治：健脾利湿，止血，止带，降血压。主治脾胃虚弱，少食便溏，脾虚水肿，小便不利，便血，吐血，衄血。外用治疮毒痈肿。

用法：煎汤或研末。外用：捣敷。极少数人用后可发生急性溶血性贫血。

注意事项：多食宜腹胀。

成分：含淀粉、蛋白质、脂肪、维生素 C、B_1、B_2、胡萝卜素和无机盐。

药理作用：其中巢菜碱苷是引起蚕豆黄病发作的原因之一，又称急性溶血性贫血，个别小男孩易发生，一般在生吃蚕豆后 5～24 小时发生。以血红蛋白尿、休克、乏力、眩晕、胃肠功能紊乱、面色苍白、黄疸、呕吐、腰痛、衰弱为主要症状。

蚕豆炖牛肉

原料：鲜蚕豆（或水发干蚕豆）250 克，牛肉 500 克，葱、姜、盐适量。

制法：蚕豆洗净；牛肉洗净，切成 0.8 厘米的方块；葱切段，姜切片。牛肉放入锅内，加葱段、姜片、盐、清水适量。武火烧沸，转用文火慢炖，至牛肉六成熟时，加鲜蚕豆，继续炖至熟烂即可食用。

功效：健脾益气，化湿开胃。

蚕豆糕

原料：蚕豆 250 克，红糖 150 克。

制法：将蚕豆放入盆内，加清水泡发后去皮，放入锅内煮至熟烂，再加红糖捣成泥，稍冷待用。将蚕豆泥放入搪瓷盆内，用刀切成宽 5 厘米，长 6.6 厘米的小块即可食用。

功效：健脾利湿，适合于肝硬化水肿及腹水患者，也适合食后呃气者。

蚕豆炖豆腐

原料：鲜蚕豆、豆腐各 100 克，山药 20 克，精盐 5 克，鸡汤 500 毫升。

制法：将鸡汤制作好；鲜蚕豆去皮，分成两瓣；豆腐切 5 厘米见方的薄块；山药润透，切薄片；鸡汤注入炖锅内，加入精盐，放入蚕豆、山药，置大火上烧沸，用小火煮 30 分钟后，放入豆腐，再煮 15 分钟即成。每天 1 次。

功效：健脾利湿，消积利水。适宜用于慢性肝炎，见肝经湿热，脾胃虚弱患者食用。

冬瓜皮蚕豆汤

原料：冬瓜皮、蚕豆各 60 克。

制法：用鲜冬瓜皮（干品亦可）、蚕豆加清水 3 碗，煎至 1 碗时去渣即可。每天 2 次。

功效：解热健脾，利湿祛水。

赤小豆

性味归经：甘，平。归脾、大肠、小肠经。

功效主治：健脾利水，和血，消肿除湿，解毒排脓。用治水肿，脚气，肝炎黄疸，泻痢，便血，痈肿，肾炎，感冒风寒，断奶胀乳等。

用法：煎汤，一般用量 9～30 克，或入丸、散剂。外用：生研调敷。

禁忌：阴津不足，内热火旺者禁服。

成分：含蛋白质，脂肪，碳水化合物，粗纤维，钙，磷，铁，维生素 B_1、B_2、C 等。

药理作用：有利尿消肿，抑菌作用。

赤小豆冬瓜炖黑鱼

原料：鲜黑鱼 250 克，冬瓜连皮 500 克，赤小豆提前浸泡 2 小时 100 克，葱头 150 克。

制法：将鲜黑鱼去鳞、去肠杂，洗净；冬瓜洗净，切片；葱头切片；黑鱼、葱头、冬瓜、泡赤小豆放入锅中，加适量清水，共炖熟烂即可。每天 1 次，连服数天。

功效：补脾和胃，利水消肿。适宜用于水湿内阻的患者。

二豆炖生鱼

原料： 赤小豆、绿豆各 50 克，生鱼 1 尾（500 克），大蒜 10 克，姜、葱、精盐、黄酒各 5 克。

制法： 将赤小豆、绿豆洗净，去杂质，用清水浸泡 2 小时；生鱼宰杀后去腮、内脏；姜切片，葱切段，大蒜去皮，切片。将生鱼抹上黄酒、精盐放入炖锅内，注入清水 600 毫升，加入赤小豆、绿豆、姜、葱、精盐，炖 1 小时即成。每天 1 次，每次吃鱼 50 克，随意吃赤小豆、绿豆，喝汤。

功效： 除湿健脾，利水消肿。适宜用于肝硬化腹水患者。

赤小豆鲤鱼汤

原料： 鲤鱼 1 条，赤小豆 150 克，玫瑰花 6 克，调味品适量。

制法： 鲤鱼去杂洗净，与赤小豆、玫瑰花，加水共煮至烂熟，去花调味，分 2 ~ 3 次服食。

功效： 活血养阴理气利湿。

鲤鱼陈皮煲

原料： 鲤鱼 1 条，赤小豆 120 克，陈皮 6 克。

制法： 鲤鱼退鳞去内脏，洗净，入锅，赤小豆煮至半熟、与陈皮同入锅中煲熟，加调料即成。吃鱼饮汤。

功效： 清热解毒，疏理肝气，利尿消肿。适宜用于水湿内阻者。

冬瓜三豆汤

原料： 冬瓜 250 克，赤小豆 100 克，绿豆 60 克，扁豆 30 克，精盐 1 克。

制法： 将冬瓜洗净，去皮切片；与洗净的赤小豆、绿豆、扁豆同放入锅中；加适量清水，用小火煮至三豆熟烂，调入精盐即成。早晚分次食用。

功效： 健脾利湿，平肝利胆，清热解毒。适用于肝炎患者脾虚湿阻诸证。

二豆白糖泥

原料： 赤小豆、绿豆各 100 克，白糖 30 克。

制法： 将赤小豆、绿豆去杂质，打成细粉，放入锅内，用小火炒熟、炒香。在赤小豆、绿豆粉中加入白糖，加水 300 毫升，用小火煮至浓稠即成。每天 1 次，每次吃 80 克。

功效：清热解毒，利水消肿。

猪腿赤豆汤

原料：猪腿肉 150 克，赤小豆 40 克，盐适量。

制法：将猪腿肉、赤小豆洗净共煮，至熟烂加盐适量即可。每天 1 次，连用 14 天。

功效：补虚消肿。适宜用于肝硬化腹水者。

赤小豆鸭肉粥

原料：赤小豆、鸭肉各 50 克，粳米 100 克，姜、葱、精盐各 5 克，大蒜 10 克。

制法：将赤小豆洗净，去杂质，浸泡 2 小时；鸭肉洗净，去骨，切成肉粒，姜、葱、蒜剁成粒；粳米淘洗干净。将粳米放入锅内，加入赤小豆，注入清水 600 毫升。将锅置大火烧沸，再加入鸭肉、姜、葱、蒜、精盐同煮，用小火继续煮 45 分钟即成。每天 1 次，每次吃粥 100 克。

功效：清热解毒，利水消肿。

赤豆杏仁生姜粥

原料：赤豆 100 克，杏仁 20 克，粳米 50 克，生姜 7 片，红糖适量。

制法：将杏仁去皮尖碾碎，生姜水煎去渣留汁，入赤豆兑水先煮半烂，再入粳米煮粥，粥熟放红糖适量。每天 1 次。

功效：解表宣肺，运脾消肿。适宜用于咳嗽气喘，腹胀便溏，缺乏食欲少尿等症。

洋 葱

性味归经：辛，温。归肺、胃经。

功效主治：温肺化痰，解毒杀虫，疗疮消肿。用治腹中冷痛，宿食不消，泻下痢疾，可杀菌，有降血压，预防血栓形成，防癌抗衰老等作用。

研究发现洋葱含有较多的微量元素硒，硒是一抗氧化剂，它有一种特殊的作用，就是能使人体产生大量的谷胱甘肽，当谷胱甘肽这种物质的浓度升高时，癌症的发生率就会大大下降。

用法： 煎汤，炒食，生食，捣敷。

禁忌： 脾胃有热、阴虚目昏者慎服。

成分： 除含有蛋白质、粗纤维、糖类之外，尚含有丰富的维生素及较多的硒、多种氨基酸、咖啡酸、柠檬酸、槲皮素、苹果酸、环蒜氨酸、硫氨基酸、前列腺素 A。

药理作用： ①能溶解血栓，降低血脂，改善动脉硬化；②降低血糖；③降低血压，软化血管；④增加肾血流量而利尿；⑤抑菌作用；⑥抗癌作用，可抑制多种致癌物质的活性，阻止癌细胞生长；⑦美容作用，可促进表皮细胞对血液中氧的吸收，增强修复损伤细胞的能力。

胡萝卜泥汤

原料： 胡萝卜 100 克，洋葱 25 克，精盐、味精、香油少许。

制法： 把胡萝卜去皮洗净，放入水中，加洋葱煮熟烂后捞出，捣烂，起锅放清汤，汤开后将胡萝卜泥兑入汤内，微火烧开后，调好口味，淋香油即可。

功效： 滋阴柔肝，调节人体免疫功能。

洋葱肉排

原料： 肉排 300 克，洋葱 150 克，香菇 4 只，姜数片，蒜末 1 小匙，胡椒粉少许，老抽 1 大匙，生抽 1 匙，蚝油 1 小匙，料酒 1 小匙，盐 3 克，水 1杯，花生油 30 克，糖、生粉各少许。

制法： 香菇浸软，沥干水，洋葱切块；肉排用半匙老抽、胡椒粉、糖、生粉、料酒拌匀的料腌 10 分钟；起油锅爆洋葱、肉排，下姜、蒜末、香菇，翻炒几下，加入水，大火烧开后，调入蚝油、生抽，转小火炖约 30 分钟即可。

功效： 温心脉，补脾阳。适用于肝炎病证阴寒之邪伤损中阳，导致脾不运化，缺乏食欲，消化不良等。

咖喱魔芋豌豆

原料：豌豆 100 克，魔芋 200 克，洋葱（白皮）50 克，姜 5 克，大蒜（白皮）5 克，咖喱粉 3 克，植物油 15 毫升，盐 3 克，味精 2 克，鸡汤少许。

制法：将豌豆洗净，用水煮酥软。将魔芋洗净，切块，焯水。洋葱、生姜、大蒜洗净，切成细末。将锅烧热，倒入植物油，倒入洋葱、生姜、大蒜煸炒，再加咖喱粉煸炒片刻。倒入豌豆、魔芋急火快炒，加入少许鸡汤、精盐、味精拌匀即可食用。

功效：降血脂，降血压，预防脂肪肝。

洋葱汤

原料：洋葱 150 克，洋白菜 100 克，西红柿 100，西芹 50 克，瘦肉（牛肉或猪肉均可）50 克，食盐少许。

制法：瘦肉切片，先煮九成熟。再放上述蔬菜煮烂为止，加入少许食盐调料。

功效：养肝护肝，抗癌防癌，降脂减肥。

紫　菜

性味归经：甘、咸，寒。归肺、胃经。

功效主治：软坚散结，清热化痰，利尿。主治瘿瘤，瘰疬，肺热咳嗽，痰黄稠，水肿，脚气。

用法：煎汤，煮食，浸酒，或入丸、散服。

禁忌：脾胃虚寒湿滞者不宜。食多令人腹胀，口吐白沫，饮少许热醋可解。

成分：所含蛋白质占 30%，其中氨基酸所占的比例高于鸡蛋、牛奶。此外尚含丰富的维生素 A、叶酸及甲基戊糖、葡萄糖、果糖及大量的碘。

药理作用：①降低血胆固醇，预防心、脑、肾血管硬化；②纠治地方性甲状腺肿。

紫菜寿司

原料：寿司紫菜 3 张，米饭 240 克，黄瓜 1 根，蟹肉棒 3 根，鸡蛋 1 个，盐 3 克，糖 1 小匙，米醋 40 毫升，肉松适量。

制法：饭煮熟，用放了盐和糖的米醋拌匀放凉；鸡蛋放少许盐摊成蛋饼，切成蛋条；蟹肉棒煮熟，一剖为二；黄瓜去皮切条，盐渍一下；取一张紫菜，放在寿司帘上，取 1/3 米饭铺在紫菜上，在米饭上撒上一层肉松，再将黄瓜条、蟹肉棒、蛋条放在其上；将寿司帘靠自己这端卷起，整个卷好后捏紧放开帘子；用锋利的刀蘸水将寿司切成约 1 指宽的段，依法再做两卷，吃时可蘸少许酱油和芥末。

功效：补肾养心，生津益胃。适用于肝阳上亢，失眠多梦、头晕健忘等症状者。

紫菜鸡汤

原料：紫菜 30 克，枸杞子 10 克，鸡肉 200 克，姜 5 克，葱 10 克，盐 5 克，素油 30 毫升。

制法：把紫菜发透洗净，枸杞洗净，去杂质。鸡肉洗净，切 4 厘米见方块状。锅置武火上烧热，加入素油，六成热时，放入姜、葱爆香，随即放入鸡肉，炒变色，加入枸杞子、水 1 000 毫升，煮 30 分钟，加入紫菜、盐，再煮 5 分钟即成。每天 1 次，佐餐食用。

功效：补气血，滋肝肾。适合于慢性肝炎证属肝肾阴虚型患者食用。

紫菜柔肝汤

原料：西洋参 2 克，紫菜 20 克，决明子 15 克。

制法：紫菜泡发，洗净泥沙。西洋参研成末。将决明子放入锅中，加水 500 毫升，烧开后用小火煎至汁浓，去渣，加入紫菜、西洋参末，烧开后即可。每天服 2 次。

功效：柔肝滋阴，明目除烦。

原料：紫菜10克，老南瓜100克，虾皮20克，鸡蛋1个，猪油、黄酒、酱油、醋、味精、食盐、香油各适量。

制法：将紫菜撕碎，老南瓜切块，洗净备用；将鸡蛋打入碗内；虾皮用黄酒浸泡。火上置铁锅，放适量猪油，油热后放入酱油炝锅，加水适量，放入虾皮、老南瓜煮30分钟。将紫菜加入，10分钟后打入搅匀的鸡蛋液，加上醋、食盐、味精，淋上香油即可。佐餐食用。

功效：凉血益肝，清热利水。适宜用于肝硬化发热、黄疸者。

海 蜇

性味归经：咸，平。归肺、大肠经。

功效主治：清热化痰，润肠。主治肺燥阴虚，痰热咳嗽，肠燥便结，哮喘。

用法：煮熟，煎汤，或凉拌食。

禁忌：脾胃虚弱者不宜。

成分：蛋白质、脂肪、钙、磷、铁、硫胺素、核黄素及胆碱。

药理作用：有拟乙酰胆碱样作用，可降血压。

原料：芹菜150克，海蜇皮50克，小海米5克，醋、精盐、味精各少许。

制法：芹菜破开，切段，烫一下，沥干；海米泡好；海蜇皮泡好洗净，切成细丝。芹菜、海蜇皮、海米和泡海米的水一起拌和均匀，同时加醋少许，加精盐、味精调味即可。

功效：健脾利湿，调肝降脂。适用于脂肪肝患者。

原料：丹参10克，海蜇50克，生姜、葱、料酒、精盐、味精、香油各适量。

制法：海蜇用盐水浸泡30分钟，捞出沥干，切4厘米长的段；丹参洗净润透，切薄片；姜切片，葱切段；将丹参、姜片、葱段、料酒放入炖锅内，加水 500 克，置旺火上烧沸，用小火煲 20 分钟；加入海蜇、精盐、味精、香油煮熟即可。

功效：活血养血，疏肝解郁。

鱼腥草海蜇拌莴苣

原料：鲜鱼腥草、海蜇各 100 克，莴苣 300 克，精盐、姜、葱、芝麻油各 5 克，酱油 10 毫升，醋 5 毫升。

制法：将鱼腥草洗净，去掉黄叶及老化部分；海蜇洗净，煮熟，切丝；姜切丝，葱切段；再将莴苣去黄叶，剥去皮，洗净，切细丝，加盐腌渍 20 分钟，用手挤干水分，待用；把海蜇、鱼腥草、莴苣、姜、葱、精盐、酱油、醋、芝麻油放盆内，拌匀即成。每天 1 次，每次 100 克，佐餐食用。

功效：清热解毒，利湿排脓。适宜用于急性黄疸型肝炎兼肺痈胸痛，咳吐脓痰，小便黄少患者。

海蜇膏

原料：海蜇皮、大枣各 500 克，九制陈皮 2 袋，红糖 250 克。

制法：海蜇皮洗净切碎，大枣洗净去核，与九制陈皮同时加水小火煮烂，然后倒入红糖浓煎收膏，开水冲服。每天 2 次，每次 1 汤匙。

功效：疏肝理气，补脾和中。适宜用于肝硬化肝郁脾虚者。

荸 荠

性味归经：甘，寒。归胃、肺、肝经。

功效主治：清热生津，化痰，凉血，消积，明目。

用法：生食、绞汁、煎汤、浸酒、研末等。

禁忌：脾胃虚寒者不宜。

成分：含一种不耐热的抗菌成分荸荠英，还含有水分、淀粉、蛋白质、脂肪。

药理作用：抑菌作用，对金黄色葡萄球菌、大肠杆菌、产气杆菌均有抑制作用。

红枣糯米粥

原料： 山药 40 克，薏苡仁 50 克，荸荠粉 10 克，红枣 50 克，糯米 250 克，白糖适量。

制法： 将薏苡仁煮至开花。将洗净的糯米，红枣加入煮烂，山药研成粉，边搅边撒入粥内。2 分钟后，再用同样的方法撒入荸荠粉搅匀，加入适量的白糖即可食用。

功效： 益气健脾。用于脾胃虚寒等证，此方可达到健脾，和中，健胃之功。

  马蹄牛肉

原料： 荸荠 300 克，芸豆 75 克，牛肉 50 克，料酒、葱姜汁各 13 克，精盐 3 克，味精 1 克，湿淀粉 12 克，植物油 15 克。

制法： 荸荠切片、芸豆切段、牛肉切片，用料酒、葱姜汁各 3 克和精盐 0.5 克拌匀腌渍入味，再用湿淀粉 2 克拌匀上浆；锅内放油烧热，下入肉片用小火炒至变色，入芸豆段，炒匀，烹入余下的料酒、葱姜汁，加水烧至微热；入荸荠片、余下的精盐，炒匀至熟，加味精，用余下的湿淀粉勾芡，出锅装盘即成。

功效： 滋补肝肾。适用于肝肾阴虚、肝阳上亢的患者。

荠芹马蹄

原料： 荠菜 200 克，荸荠、芹菜各 100 克，盐、味精、素油各适量。

制法： 荠菜洗净后切碎，荸荠去皮洗净切片，芹菜洗净切成小段。素油入锅烧热，先放入芹菜翻炒 3 分钟，再加入荸荠片及适量水，煮沸 5 分钟后下荠菜拌匀，炖煮片刻，调入盐及味精即成。每天 1 剂，分 2 次佐餐食用，连用 10～15 天为 1 个疗程。

功效： 平肝清热，降压去脂。适用于肝火上炎、肝阳上亢型的患者；有很好地预防脂肪肝的作用。

 茄子烧荸荠

原料： 茄子 200 克，荸荠 100 克，猪瘦肉 50 克，植物油 50 毫升，酱油

10 毫升，白糖 10 克，姜、葱、精盐各 5 克。

制法：将茄子洗净，切成丝；猪瘦肉洗净，切成 5 厘米长的细丝；姜、葱切细丝，待用。炒锅置大火上烧热，加入植物油、烧六成热时，放入姜、葱爆香，加入猪瘦肉、荸荠、茄子、酱油、精盐、白糖，用小火烧煮熟即成。每天 1 次，每次吃猪肉 50 克，随意吃荸荠、茄子，佐餐食用。

功效：清热解毒，利水消肿。适宜用于急性黄疸型肝炎患者。

洋参荸荠饮

原料：西洋参 10 克，荸荠 50 克，白糖 30 克。

制法：将西洋参润透切片；荸荠洗净，去皮，切碎；西洋参、荸荠，放入炖杯内加水 250 毫升，加入白糖，置大火烧沸，再用小火炖煮 25 分钟即成。每天 2 次，每次 100 毫升。

功效：生津止渴，利湿除热。适宜用于急性黄疸型肝炎患者。

田螺肉

性味归经：甘，寒。归肝、膀胱经。

功效主治：清热，利水，明目。主治发热烦渴，消渴饮水，热淋，小便不通、肝热目赤。

用法：煮熟、煎汤或绞汁饮。

禁忌：脾胃虚寒者慎用。

成分：含蛋白质 10%，脂肪 12%，每百克含钙 135 毫克，磷 191 毫克，铁 198 毫克，硫胺素 0.05 毫克，维生素 A130 国际单位。

小蓟焖田螺

原料：田螺 750 克，鲜小蓟 50 克，姜丝 30 克，植物油、花椒、黄酒、酱油、精盐、味精各适量。

制法：田螺用碱水洗片刻、杀死上面的微生物，放入淡盐水中浸泡一至二天，使其吐去黏沫脏物，再用清水冲洗干净，用刀背砸去田螺顶尖。将小蓟洗切备用，并将生姜去皮切丝待用；锅内放植物油，旺火烧热，放花椒炸出香味后加入小蓟、姜丝、黄酒、酱油、精盐煸炒片刻，加上清水，用小火焖 15 分钟，出锅前加上味精盛入盘内，使针挑出田螺肉食用。佐餐食用。

功效：清热解毒，通便利水。适宜用于肝硬化腹水、小便不利、大便下血、黄疸等症。

苋菜炒螺片

原料：苋菜 200 克，田螺片 100 克，姜、葱、精盐各 5 克，植物油 30 克。

制法：将苋菜淘洗干净，切 5 厘米长的段；田螺肉洗净，切薄片；葱切段，姜切片；将炒锅置大火上烧热，加入植物油，烧六成热时，放入姜、葱爆香，加入螺片、苋菜、精盐，炒至断生即成。每天 1 次，每次吃田螺 50 克，随意吃苋菜，佐餐食用。

功效：清热解毒，适宜用于急性黄疸型肝炎患者。

鸡骨草田螺粥

原料：田螺 250 克，鸡骨草 30 克，粳米 60 克，姜丝少许，调料少许。

制法：将田螺用清水泡养 1～2 日，多次换水，使田螺将脏物排净。略煮，挑肉去壳，再次清洗，然后用姜丝拌香。将鸡骨草洗净，先后 2 次煎熬、滤汁。将 2 次滤液对在一起。把粳米淘洗干净，放入鸡骨草药汁中，文火煮成稀粥，加入田螺肉略煮，然后端锅，调味即可食用。

功效：清热解毒、舒肝散瘀。治疗急性传染性肝炎。鸡骨草是豆科植物广东相思子的带根全草，性味甘凉，主要功效是清热解毒、舒肝散瘀。据医学文献用鸡骨草加瘦猪肉治疗急性传染性肝炎，效果较好。需要注意的是，鸡骨草的种子有小毒，用时应摘去种子。

理气通经法常用的中药材有枳壳、香附等；常用的食材有大蒜、白萝卜、荞麦、韭菜等。

这类食品具有疏肝理气，行气解郁的功用。适用于肝气郁滞或肝郁脾虚，症见身倦乏力、食少腹胀、两胁胀痛、大便不调等。

肝病食疗药膳

第八章

理气通经可疏肝

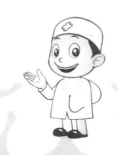

枳 壳

为芸香科植物酸橙及其栽培变种的接近成熟的果实（去瓤），生用或麸炒用。虽然作为水果，直接食用难以入口，通常用作提取橙味浓缩果汁；但其营养价值和药用价值，比普通柑橘高出许多。药店的中药饮片柜台出售者，通常称作枳壳。

性味归经： 苦、辛、酸，温。归脾、胃、大肠经。

功效主治： 破气消积，化痰除痞；但作用较缓和，长于行气开胸，宽中除胀。酸橙果实内果汁含量高达 43%，且果汁氨基酸含量高，为柑橘类水果之首。

用法用量： 煎服，3～9 克，大量可用至 30 克。用法用量同枳实，孕妇慎用。

 白术苡仁饭

原料： 土炒白术 25 克，苡仁 50 克，炒枳壳 15 克，粳米 250 克，荷叶 1 张，油、精盐各适量。

制法： 将米蒸成饭。荷叶铺于蒸笼上，其上放药物，再上放米饭，加油、精盐适量，同蒸约 30 分钟。吃米饭及苡仁。

功效： 补气健脾，开胃消食，化湿利水。适宜用于脾肾阳虚，水湿内阻者。

 枳青猪肚汤

原料： 猪肚 1 个，枳壳 15 克，青皮 6 克，生姜 4 片。

制法： 将猪肚切去油脂，用盐擦洗，并用清水反复漂洗干净，再放入开水中除去腥味，刮去白膜；把枳壳、青皮、生姜洗净。将全部用料一起放入锅中，加清水适量，武火煮沸后，文火煮 2 小时，调味即可食用。

功效： 行气消滞，和胃止痛。

黄芪炖带鱼

原料：带鱼1 000克，炒枳壳15克，黄芪50克，盐、姜、葱、味精、食油、料酒各适量。

制法：将黄芪、炒枳壳洗净，研细；用白纱布包好，扎紧。将带鱼去头，除内脏，切成10厘米长的段，洗净。将带鱼放入油锅中略煎片刻，再放入药包及佐料，注入清水适量。用中火炖30分钟后，拣去药包、葱节、姜片，加入调料调味即可食用。

功效：健脾益气，行气化湿，平肝抑阳。

 枳砂牛肚汤

原料：枳壳10克，砂仁3克，牛肚250克，调味料适量。

制法：先将牛肚清洗干净，最好用水冲洗。将枳壳，砂仁用纱布包好与牛肚一起放入锅内煮，调味。熟后，饮汤吃肚，亦可将煮好的牛肚做成其他菜肴。

功效：行气消食，化湿祛痰。

 枳壳砂仁炖猪肚

原料：枳壳9克，砂仁3克，赤小豆30克，猪肚1只，姜、葱、蒜各10克，精盐、黄酒各5克。

制法：将枳壳润透，切丝；砂仁烘干打成粉；赤小豆洗净，去杂质；猪肚洗净，姜切片，葱切段。将赤小豆、枳壳、砂仁粉，放入猪肚内，然后放炖锅内；加入姜、葱、精盐、蒜、黄酒，注入清水1 500毫升。将炖锅置大火烧沸，再用小火炖煮1小时即成。每天1次，每次吃猪肚50克。

功效：补虚损，健脾胃，止胀满。适用于肝硬化腹水，脘腹胀满，疲乏无力，气短消瘦者。

香　附

性味归经：辛、微苦、微甘，平。归肝、脾、三焦经。

功效主治：疏肝解郁，调经止痛。

本品主入肝经，芳香辛行，善散肝气之郁结，味苦疏泄以平肝气之横逆。现代研究发现，香附可明显增加胆汁流量，保护肝细胞。

用法用量：煎服，6～9克。醋炙止痛力增强。木香与香附两者均有理气止痛之功，治疗脾胃气滞、脘腹胀痛、胁肋痛、疝气痛等；亦常相须为用。但木香温燥，行气止痛力强；主入脾胃。香附药性平和，行气力缓；主入肝经，以疏肝解郁见长，主治肝气郁结之胁肋胀痛。

蜂蜜瓜皮饮

原料：蜂蜜50克，冬瓜皮15克，香附6克。

制法：冬瓜皮、香附加水煎，后下蜂蜜，煎汁。每天2次，连服数天。

功效：理气利水。适宜用于水湿内阻者。

香附猴头汤

原料：香附9克，猴头菇（猴头蕈）30克，香油、精盐、味精、大茴、小茴、花椒、胡椒粉、葱段、姜片各适量。

制法：先煎香附，先后2次，去渣存汁。将2次滤液对在一起。将此滤液重新加热，若量少可再加水，放猴头菇及各种调料（味精除外），武火烧沸，文火慢炖，待猴头菇熟后即可停火。然后加味精搅匀。

功效：常用于肝胃不和，气郁不舒，胸腹胁肋胀痛，痰饮痞满等症。猴头菇与香附组成该药膳，较适用于原发性肝癌的肝气郁结型。

香附豆腐汤

原料：香附9克，豆腐200克，姜、葱、精盐各5克，植物油30克。

制法：将香附洗净，去杂质；豆腐洗净，切成5厘米见方的块，姜切片，葱切段；将炒锅置大火上烧热，加入植物油烧至六成热时，放入葱、姜爆香，注入清水600毫升，加香附，烧沸，放入豆腐、精盐，煮5分钟即成。每天1次。

功效：行气健脾，清热解毒。适用于急性病毒性肝炎表现以肝郁气滞为主的患者。

陈皮香附蒸乳鸽

原料：陈皮 6 克，香附 9 克，重 500 克乳鸽 1 只，姜、葱、精盐各 5 克，黄酒 10 毫升。

制法：将陈皮润软，切丝；制香附子洗净，去杂质，乳鸽宰杀后去毛、内脏及爪；姜切片，葱切段；乳鸽、姜、葱、精盐、黄酒、陈皮、香附放入蒸杯内，加水 250 毫升；蒸杯放入蒸笼内，用大火大气蒸 40 分钟即成。每天 2 次，每次半只乳鸽，喝汤 100 毫升。

功效：行气健脾，疏肝解郁。适用于急性病毒性肝炎肝郁气滞患者食用。

大 蒜

性味归经：辛、甘，温。归脾、胃、肺经。

功效主治：温中健胃，消食，解毒，杀虫。主治脘腹冷痛，饮食积滞，饮食不洁，呕吐腹泻，痢疾，肺结核，百日咳。

用法：生食，煨熟，煮汤，绞汁。外用：捣敷。

禁忌：阴虚火旺、肺胃积热之目昏眼干者及狐臭患者不宜食。

成分：除含有蛋白质、脂肪、糖类、多种维生素等营养成分外，尚含有大蒜辣素、硫醚化合物、芳樟醇。

药理作用：①抑菌作用，对脑膜炎双球菌、葡萄球菌、肺炎球菌、白喉杆菌、痢疾杆菌、大肠杆菌均有明显杀灭作用；②降低胃内亚硝酸盐含量，阻止亚硝胺产生，降低胃癌发病率；③含有丰富的锗、硒，也是抗癌防癌的重要物质；④降低血胆固醇，抗血小板凝结；⑤降血压；⑥降血糖。

 大蒜炒鳝鱼片

原料：黄鳝 250 克，大蒜 150 克，生姜少许，湿芡粉、盐、味精、植物油各适量。

制法：将黄鳝活宰，去内脏，脊骨及头，用少许盐腌去黏液，并放入开水中拖去血腥，切片，再用精盐、糖、姜等腌制；大蒜剥皮，洗净，切片。

起油锅，下大蒜爆香，炒至八成熟，捞起盛盘备用；另起油锅，下姜爆香，下鳝片，加少许绍酒，再下大蒜炒熟，调味，下湿芡粉即可食用。

功效：补脾和胃，平肝利胆，理气消食。主治肝病脾虚气弱者，症见脘腹胀痛，饮食减少，面色萎黄、体倦乏力、食欲不振等。

姜蒜醋

原料：生姜 100 克，大蒜 100 克，米醋 500 毫升。

制法：生姜洗净，切片；大蒜切片，一同浸泡在米醋中，密封贮存 1 个月即可饮用。

功效：适量佐餐食用。促进胃液分泌，开胃消食。

蒜汁胡萝卜

原料：胡萝卜 200 克，大蒜头 30 克，调味品各适量。

制法：将胡萝卜洗净，切片，放入沸水锅中焯一下，捞出。将大蒜去皮后，洗净捣烂成蒜泥。将蒜泥与胡萝卜片混合均匀，吃时加入调味佐料，食盐适量即可食用。

功效：解毒抗癌。适宜用于肝癌、肝硬化的饮食调理。

蒜泥海带丝

原料：海带 150 克，紫皮大蒜 30 克，黑芝麻末 10 克、精盐、味精、麻油各适量。

制法：将海带泡软，洗净切丝备用。将紫皮大蒜去皮，洗净，切片后剁成蒜泥。将海带丝放入盆中，放入蒜泥，并撒上黑芝麻，加入味精、精盐调匀，滴入麻油即可食用。

功效：清热解毒，防癌抗癌。

大蒜粥

原料：紫皮大蒜 30 克，高粱米 20 克，粳米 100 克。

制法：将粳米、高粱米放入锅内，加水 1 000 毫升煮至近熟，将去皮蒜瓣

肝病食疗药膳

放入锅内煮成粥即可食用。

功效： 益气温中，理气化湿。适用于脂肪肝患者的饮食调理。

 小茴香大蒜蒸生鱼

原料： 小茴香 15 克，大蒜 30 克，生鱼 300 克 1 条，白糖 10 克，姜、葱、精盐、黄酒各 5 克。

制法： 将小茴香洗净，生鱼宰杀后，去腮及内脏；大蒜去皮切片，姜切片，葱切段。将生鱼放入蒸盆内，注入清水 300 毫升，加入小茴香、大蒜、黄酒、姜、葱、精盐、白糖。将蒸盆放入蒸笼内，用大火大气蒸 30 分钟即成。每天 2 次，每次吃生鱼 50 克。

功效： 补肝脾，祛腹水。适宜用于肝硬化腹水者。

 蒜煨黑鱼

原料： 黑鱼 1 条（约 500 克），大蒜瓣、赤豆各 50 克，糖、醋适量。

制法： 黑鱼留鳞去肠，在鱼腹中放大蒜瓣及赤豆，以填满鱼腹为度，用粗厚纸包缚数层，清水中浸湿透，入锅，以小火中煨熟。取出淡食，或以糖醋适量蘸食鱼肉。分顿食用或连食数天。

功效： 补益脾胃，利水消肿。适宜用于水湿内阻者。

白萝卜

性味归经： 辛、甘，凉。归肺、胃经。

功效主治： 清热化痰，生津凉血，利尿通淋，益胃消食，下气宽中。主治肺热痰稠，咳嗽，热病口渴，热淋，石淋，小便不利，食积不消，脘腹胀满。

用法： 绞汁、生嚼、煎汤或煮粥等。

禁忌： 脾胃虚寒之人不宜。

成分： 含葡萄糖、蔗糖、果糖、多种维生素、粗纤维、蛋白质、淀粉酶、钙、磷、锰等。

药理作用：①促进血红蛋白增加；②促进胃肠蠕动；③抑菌作用；④降低血脂，软化血管；⑤预防冠心病、动脉硬化及胆石症；⑥抗癌作用；⑦有助于戒烟。

萝卜根煮溪螺

原料：溪螺120克，冰糖、鲜萝卜根各60克。

制法：将溪螺养于清水中，3天后则可使用；溪螺洗净，轻杵，放入炖锅内，加清水400毫升，煮沸20分钟，去渣，用纱布过滤，加入冰糖使溶；再加入萝卜根煮25分钟即成。每天2次，上下午各服1次。

功效：清热利水，解毒止痛。适宜用于病毒性肝炎，见黄疸发热、便秘患者。

萝卜粥

原料：萝卜150克，粳米50克。

制法：将萝卜洗净，煮熟，绞汁备用，将粳米洗净加入萝卜汁，若汁少可加适量的水，煮成粥。

鲤鱼萝卜汤

原料：鲤鱼约500克1条，白萝卜120克，味精、精盐各适量。

制法：将鲤鱼洗净去鳞及内脏，萝卜洗净切成块，加调料及清水适量煮熟，取汁代茶饮，吃萝卜和鱼。每天服1剂，连服15天。

功效：行气利水。适宜用于脘闷、腹胀、缺乏食欲、水肿等症。

金橘萝卜饮

原料：金橘50克，萝卜250克，蜂蜜适量。

制法：将金橘洗净后去子，捣烂；萝卜洗净，切丝榨汁；金橘泥、萝卜汁混匀，放入蜂蜜，调匀即成。上下午分服。

功效：疏肝理气，解郁止痛。适用于治疗肝郁气滞型急性无黄疸型肝炎兼有食滞者。

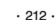

白萝卜汁

原料：白萝卜400克，冰糖适量。

制法：白萝卜洗净、榨汁，加冰糖适量。每天1~2次。

功效：清热解毒，凉血止血。适宜用于肝硬化鼻血不止等症。

韭 菜

性味归经：辛，温。归肝、胃、肾经。

功效主治：温肾壮阳，益肝健胃，行气理血，止汗固涩。主治噎膈反胃，气血瘀阻，胸痹腹痛，阳痿遗精，吐血，衄血，跌打损伤。

用法：绞汁，煎煮，炒食。外用：捣敷，擦洗。

禁忌：小儿消化不良，疮疖，疔肿，疟疾，目疾患儿忌食。

成分：含蛋白质、脂肪、糖类、维生素C、核黄素、钙、磷、铁、镁及硫化物和蒜素。

药理作用：①促进胃肠蠕动治便秘；②抑菌，对烧伤后绿脓杆菌感染有良效；③防治肥胖症；④抗癌作用。

 鹅血韭菜汁

原料：鲜鹅血20毫升，鲜韭菜250克，黄酒适量。

制法：将韭菜洗净、切碎，榨汁备用。鲜鹅血兑入韭菜汁中，加适量黄酒，边搅边饮。

功效：健脾和胃解毒，活血散瘀逐痰。既温中行气，活血化瘀，解毒启膈，又可以达到防癌，抗癌的效果。

 韭汁牛乳饮

原料：新鲜韭菜500克，鲜牛奶200毫升，鲜生姜30克。

制法：将韭菜择洗干净，用榨汁机榨汁备用。将生姜洗净，榨汁。将牛奶放入锅中，小火烧开，冲入生姜汁和韭菜汁各10~15毫升，搅匀即可饮用。

功效：行气温中，逐痰散瘀，降逆止痛。

韭菜粥

原料：鲜韭菜 30 ~ 60 克（或韭菜籽 5 ~ 10 克），粳米 100 克，精盐少许。

制法：将鲜韭菜洗净切细备用（或取韭菜籽研为细粉）。将粳米放入锅内，加水适量煮至近熟，加入韭菜（或韭菜籽细粉）、精盐，煮至粥成即可食用。

功效：清肝利胆，降脂减肥。适用于脂肪肝患者的饮食调理。

韭菜笋丝

原料：笋 150 克，韭菜 50 克，食盐、味精各适量。

制法：笋切丝，韭菜切段。将笋丝和韭菜用沸水烫一下，捞出，撒入盐和味精。

功效：调肠胃，降血脂，利胆养肝。适用于脂肪肝的预防和治疗。

素炒韭黄

原料：韭黄 150 克，干豆丝 10 克，冬菜 10 克，油 5 克，醋、汤、盐、味精、植物油各少许。

制法：韭黄切段；冬菜切丝；醋、汤、盐、味精放入碗内，对成汁。锅置火上，油烧热，下干豆丝煸炒几下，倒入韭黄、冬菜翻炒至断生，烹入汁翻匀。

功效：降脂利胆护肝。用于脂肪肝的治疗和预防。

养血安神法常用的中药材有当归、酸枣仁、五味子等；常用的食材有猪肝、猪心、羊肝、鸡肝、兔肝、牛肝、牛蹄筋、带鱼、木耳、胡萝卜、菠菜、桂圆、葡萄等。

这类食品具有补益肝血、养心安神等作用，适宜于肝血亏虚，症见面色无华、指甲不荣、头晕、心悸失眠、多梦、手足抽搐等。

荞 麦

性味归经：甘，凉。归脾、胃、大肠经。

功效主治：清热解毒，消积下气，健脾除湿。主治胃肠积滞，胀满，腹痛，脾虚湿热泄泻，自汗，偏头痛。

用法：入丸、散。外用。研末掺和调敷。

禁忌：脾胃虚寒者禁用，不宜与平胃散及矾共用。不宜多食。

成分：含水杨胺、4－羟基苯甲胺等。

药理作用：抑菌消炎作用，多用于痢疾、结核、汤火伤及小儿痘疹溃烂。

荞麦粥

原料：荞麦粉150克，精盐少许。

制法：锅中放入清水烧开，倒入荞麦粉搅匀，煮沸后改用小火略煮，再以精盐调味成。作主食。

功效：开胃宽肠，下气消积，除湿祛风，降低血脂。适用于脂肪肝患者肠胃积滞、腹痛泄泻等。

荞麦饼

原料：荞麦面100克、鸡蛋4个，精盐少许。

制法：将荞麦面放入盆里加水、鸡蛋、精盐搅拌成糊；平底锅置微火上，用少许色拉油擦锅底，烧热，用勺将荞麦面糊舀入平底锅中，用刮板抹平，烙黄一面后翻烙一面，烙熟即成荞麦饼。

功效：健脾开胃，宽肠利水。

山楂荞麦饼

原料：荞麦面1000克，鲜山楂500克，橘皮10克，青皮10克，砂仁10克，枳壳10克，石榴皮10克，乌梅10克，白糖适量。

制法：橘皮、青皮、砂仁、枳壳、石榴皮、乌梅放砂锅中，加水1 000毫升及适量白糖，煎煮30分钟后滤渣留汁。山楂煮熟，去核，碾成泥。将荞麦面用药汁和成面团，揉入山楂泥和匀，逐个做成小饼或点心形状，以小火烙熟或放入烤箱内烤熟即可食用。

功效：疏肝健脾，行气化滞。适用于肝炎、胆囊炎肝脾不和，症见腹痛作胀，泻下便溏，肠鸣转气，胸胁胀痛，性情急躁或精神抑郁，饮食减少等。

第九章

补阳强肾可养肝

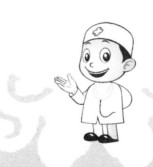

杜 仲

性味归经：味甘微辛，性温，归肝肾经。

功效主治：能补肝肾，强筋骨，安胎。

药理研究显示，杜仲具有持久的降压调脂、利尿、安神、增强机体免疫功能、滋补强壮、抗肿瘤等多方面作用。

用法用量：煎汤，15～25克；浸酒或入丸、散。阴虚火旺者慎服。李时珍：杜仲，古方只知滋肾，惟王好古言是肝经气分药，润肝燥，补肝虚，发昔人所未发也。盖肝主筋，肾主骨，肾充则骨强，肝充则筋健，屈伸利用，皆属于筋。杜仲色紫而润，味甘微辛，其气温平，甘温能补，微辛能润，故能入肝而补肾，子能令母实也。

 核桃煲瘦肉

原料：核桃、杜仲各15克，猪瘦肉300克，精盐、酱油、猪油、味精各适量。

制法：将杜仲煎汁。核桃切细。猪瘦肉洗净，切片，放入砂锅，加入杜仲汁、核桃及适量清水，小火炖2小时，加入精盐、酱油、猪油、味精，炖至肉烂熟即成。

功效：养血填精。

 熟地杜仲兔肉汤

原料：熟地30克，杜仲、黄芪各15克，兔肉500克，蜜枣5个，食盐、生油各少许。

制法：药材洗净，兔肉洗净，切块，先用滚水煮3分钟，再洗净。所有原料一起放进瓦煲内，加入清水3 000毫升，武火煲沸改文火煲约3个小时，调入适量食盐和生油便可。

功效：滋阴补阳。适宜于慢性肝病阴阳两虚，症见腰膝酸软、大便干燥、形寒肢冷等。兔肉与其他肉类比较，不仅营养丰富、味道鲜美，更主要的是一种高蛋白、高铁、低热量、低脂肪、低胆固醇的健康食品。同时中医亦认为其性凉味甘，有补血益气，凉血解毒的功效，如《本草纲目》指出："凉血、解热毒、利大肠。"配伍杜仲壮腰补阳，黄芪益气。

肝病食疗药膳

杜仲腰花

原料：杜仲 12 克，猪腰子 250 克，黄酒、葱、味精、精盐、大蒜、生姜、白糖、花椒、猪油、植物油、水淀粉各适量。

制法：猪腰子对剖两半，片去腰臊筋膜，切成腰花；杜仲放锅内，加清水适量，熬成药液 50 毫升；姜切片，葱切段。用药液汁的一半，加黄酒、水淀粉和食精盐，拌入腰花内，再加白糖，调料混匀。锅放在旺火上烧热，倒入猪油和植物油，至八成热时，放入花椒，投入腰花、葱、生姜、蒜，快速炒散，放入另一半药液及味精，翻炒即成。佐餐食用。

功效：滋补肝肾。适宜用于肝硬化肝肾阴虚者。

 杜仲酱鹅

原料：鹅 1 只，黄酱 250 克，杜仲 20 克，丁香、砂仁、大茴香各 3 克，甘草 2 克，冰糖适量。

制法：鹅洗净，切成数块，用清水文火煮 2 小时。将其余食料混合均匀。捞出煮过的鹅肉块放入诸料中，加清水继续用微火煮 2 小时（要随时翻动）。临起锅时，放少量冰糖，使鹅肉不仅皮色光亮，且味道鲜美。待凉后切成小块即可。佐餐食用。

功效：温补脾肾。适宜用于肝硬化脾肾阳虚者。

苁 蓉

性味归经：味甘、咸，性温，无毒，归肾、大肠经。可补肾阳、益精血、润肠道。

肉苁蓉含有 D–甘露醇、壳甾醇、胡萝卜素等成分，具有保肝，助阳和增强活力的作用。现代医学研究表明，肉苁蓉具有提高性功能、调节神经内分泌、提高机体免疫功能、抗氧化、促进物质代谢、增强体力和抗疲劳、保肝、抗肿瘤、抗辐射、通便、抗动脉粥样硬化、延长动物寿命和抗衰老等多种作用。

用法用量：煎汤，10～15 克；或入丸、散；或浸酒。

胃弱便溏，相火旺者忌服。忌经铁器。肉苁蓉性温助阳，凡属阴虚火旺、阳热亢盛、阳强而精不固、外感热病者均不宜使用。

复元粥

原料：淮山药 50 克，肉苁蓉 20 克，菟丝子 10 克，核桃仁 8 克，羊瘦肉 500 克，羊脊骨 1 500 克，粳米 100 克，葱白 12 克，生姜、花椒、大茴香、胡椒粉、精盐、味精各适量。

制法：将羊脊骨剁成数段，用清水洗净。羊肉洗净后入沸水锅中焯去血水，切成 5 厘米长的条块。山药、肉苁蓉、菟丝子、核桃仁分别洗净，同装入纱布袋内系好。生姜、葱白拍碎。粳米淘净，连同羊脊骨、羊肉块、药袋、生姜、葱白同放入砂锅内，注入适量清水。大火烧沸，撇去浮沫，再放入花椒、大茴香、黄酒，改用小火炖至肉烂粥稠为止。食前用胡椒粉、精盐、味精调味。

功效：温补肾阳。适宜用于慢性肝炎患者因肾阳不足，肾精亏损而耳鸣眼花、腰膝无力、阳痿早泄、四肢怕冷等症；温补肾阳效果较好。

肉苁蓉鸡

原料：鸡肉 250 克，肉苁蓉 30 克（或鲜肉苁蓉 50 克），盐适量。

制法：将鸡去毛及内脏，切块，与肉苁蓉共用水炖，待肉热后即可食用。可加少量盐调味。

功效：补肾助阳益气。用于治疗慢性肝病脾肾阳虚所致的阳痿、耳鸣、水肿、小便频数、夜尿多、大便秘结等。

羊 肉

性味归经：甘，温。归脾、肾经。

功效主治：温中暖肾，益气补血。主治肾阳虚所致的阳痿，腰膝酸软，畏寒，夜尿多，小便清长等；及产后血虚有寒，腹中疼痛，血虚经寒腹痛；脾胃虚寒，食少或腹泻，肢冷不温，神疲乏力。

用法：煎汤，炖熟，煮熟，或煮粥。

禁忌：外感时邪或素体有热者不宜。

成分：含蛋白质 17.3%、脂肪 13.6%及钙、磷等。

山药羊肉汤

原料：羊肉 500 克，淮山药 50 克，葱白 30 克，姜 15 克，胡椒粉 6 克，黄酒20毫升，精盐3克，味精适量。

制法：将羊肉剔去筋膜，洗净，入沸水砂锅焯去血水；葱、姜洗净，葱切成段，姜拍破；淮山药用清水润透后，切成2厘米厚的片，羊肉、淮山药放入砂锅内，加适量清水，先用大火烧沸后，撇去浮沫，放入葱白、生姜、胡椒粉、黄酒，转用小火炖至羊肉酥烂，捞出羊肉晾凉；羊肉切成片，装入碗内，再将原汤除去葱、姜，加精盐、味精搅匀，连淮山药同倒入羊肉碗内即成。佐餐食用。

功效：补脾益肾，温中暖下。适宜用于慢性肝炎患者脾肾阳虚所致的畏寒肢冷、脾虚泄泻等症。冬季一般人亦可食用；羊肉补气养血，温中暖下，是脾肾阳虚者的食疗佳品。与山药同用，更增强其健脾补肾作用。

瓠子羊肉汤

原料：羊肉500克，草果5个，瓠子6个，白面100克，姜、葱、精盐、醋适量。

制法：先煮羊肉、草果成汤去渣；另将瓠子去瓢皮，切片与熟羊肉片合拌，再将面做成面条，用肉汤煮熟后，放入姜、葱、精盐、醋与瓠子、熟肉调和食用。佐餐食用。

功效：消渴利尿。适宜用于肝硬化口渴、小便不利等症。

桑皮羊肉汤

原料：鲜桑白皮60克，羊肉50克，姜汁、酱油、精盐、葱段、味精、香油、炒芝麻面各适量。

制法：将桑白皮洗净切丝，用清水煮30分钟，去渣留汁。将羊肉洗净切片，用桑白皮汁小火煮30分钟，加入姜汁、精盐、酱油、葱段，再煮15分钟。起锅后加入味精、香油、炒芝麻面，搅匀即可。每天1次。

功效：和胃消肿。适宜用于肝硬化水肿、小便不利、肺热喘咳等症。

羊杞豆腐汤

原料：枸杞子10克，羊肉50克，豆腐100克，精盐5克，鸡汤500毫升。

制法：将枸杞子洗净，去杂质；羊肉用沸水焯去血水，抹干水分，切4厘米见方的薄片；豆腐切4厘米见方的薄块；鸡汤放入锅内，用中火烧沸，加入枸杞、羊肉、豆腐、精盐，煮15分钟即成。每天1次，吃肉喝汤。

功效：补益肝肾，滋阴养血。适宜用于慢性肝炎患者食用。

虾

性味归经：甘，微温。归肝、肾经。

功效主治：补肾壮阳，通乳，托毒。主治肾虚阳痿，产后乳汁不足，体虚，麻疹，水痘出而不畅。

用法：煮熟、煎汤或研末服。

禁忌：过敏体质，皮肤疮疡者忌服。

成分：每百克含蛋白质16.4%，脂肪13%，碳水化合物0.1%，钙，磷，铁及维生素A，硫胺素，核黄素。

 韭菜炒虾仁

原料：鲜虾仁100克，韭菜150克，油5克，姜末、精盐少许。

制法：虾仁片成薄片；韭菜切段。炒勺放油，烧热，下虾仁、姜末煸炒，放韭菜、精盐，用旺火速炒几下，出勺。

功效：调肠胃，降血脂，利胆养肝。适用于脂肪肝的预防和治疗。

 油菜炒虾仁

原料：对虾肉50克，油菜250克，姜、葱、酱油、料酒、淀粉、植物油适量。

制法：将虾肉洗净切成薄片，虾片用酱油、料酒、淀粉拌好；油菜梗叶分开，洗净后切成3厘米长段；锅中加入食油，烧热后先下虾片煸几下即起出，再把油锅熬热加盐，先煸炒油菜梗，再煸油菜叶，至半熟时倒入虾片，并加入佐料姜、葱等，用旺火快炒几下即可起锅装盘。

功效：滋阴血，利肠胃。可提高机体抗病能力，适用于慢性肝炎、胆囊炎饮食调理。

 鲜虾仁白果蛋炒饭

原料：粳米饭150克，鸡蛋1只，葱花10克，鲜虾10只，白果25克，味精2克，植物油250毫升，盐、胡椒粉少许。

制法：鲜虾放入沸水中煮熟。将煮熟的鲜虾去掉虾壳待用。锅内入油烧

肝病食疗药膳

至四成热时。放入白果过油至熟沥出。锅中留油 30 毫升，加入打散的蛋液炒匀，再加入米饭炒散。加入虾仁、过油的白果，盐、味精、胡椒粉用旺火把米饭炒出香味。撒上葱花即可装盘。

功效：滋肝肾、健脾胃、祛痰湿、补元气。尤其适于各种肝病的久病体弱者食用。

 ### 凤冠白木耳

原料：白木耳、香菇各 10 克，虾肉 150 克，猪瘦肉 100 克，鸡蛋清 2 个，火腿肉 15 克，精盐、味精各适量。

制法：虾肉、猪瘦肉剁成蓉泥，一并放在碗中，加入蛋清、精盐、味精，拌成虾肉馅。香菇切铁钉形圆形片，火腿切菱形小薄片；白木耳温水浸 1 小时，选出同样大小的 10 朵，吸干水分，每朵白木耳中装进虾肉 1 份，再插上菱角状火腿 1 片，将香菇一片放在中间。排在盖碗中，放入笼屉蒸 5 分钟取出。加上汤 500 毫升，下锅煮沸后加入味精、精盐搅匀，徐徐浇进白木耳即成。佐餐食用。

功效：滋阴养胃，益气润肺。

枸杞虾仁蛋丁

原料：鸡蛋 2 个，枸杞子 10 克，虾仁 30 克，麦冬 10 克，精盐、淀粉、味精、花生油各适量。

制法：枸杞洗净在沸水中略汆一下，麦冬洗净于水中煮熟，枸杞、麦冬剁成碎末；虾仁切碎；鸡蛋打在碗中加盐打匀隔水蒸熟，冷却后切成蛋丁备用。将锅置旺火上加花生油，把虾仁炒熟，再倒进蛋块、枸杞子、麦冬碎末，炒匀加精盐，淀粉勾芡，加味精调味即可。

功效：滋阴补肾柔肝。

鸽　蛋

性味归经：味甘、咸，性温。归肾经。

功效主治：补肾阳，益精血，明目。

用法：适量，煮食。

禁忌：阴虚火旺，内热盛者忌用。

枸杞乌参鸽蛋

原料：水发乌参100克，枸杞15克，鸽蛋60克，精盐3克，黄酒30毫升，味精、胡椒粉各3克，酱油15毫升，植物油、鸡汤、葱、生姜、生粉、鸡汤、湿淀粉各适量。

制法：将海参内壁撕干净，放入烧沸的肉汤内汆片刻，捞出倒去汤；再放入新汤，并将海参入砂锅汆后取出，用刀在腔壁剖菱形花刀；鸽蛋放入清水砂锅，用小火煮熟，捞出，放入冷水内浸5分钟，剥去壳；葱洗净，切成段。炒锅烧热，放油烧至六成热，将鸽蛋滚满干生粉，放入油锅内，炸至表皮呈黄色，捞出；炒锅烧热，放油烧至六成热，下葱、生姜煸香，加入鸡汤稍煮，捞出葱、生姜不用；再加入酱油、黄酒、胡椒粉、海参、盐，烧沸后，撇净浮沫，转用小火烧约40分钟；加鸽蛋、枸杞，再煨10分钟；取出海参摆入盘内，鸽蛋围在周围，炒锅内留下的汤汁用大火烧沸后，加入味精，用湿淀粉勾芡，淋上热油；然后将芡汁浇在海参、鸽蛋上即成。佐餐食用。

功效：滋阴润肺，补肝明目。适宜用于治疗肝肾不足，肝肾阴虚型慢性肝炎等症。鸽蛋补肾益气，可治精血亏损、虚劳力怯等症，加用枸杞补益肝肾，凡慢性肝炎见有虚劳羸瘦、腰酸乏力、气怯食少者皆可食用。

 玉兰鸽蛋

原料：鸽蛋10个，玉兰片、火腿、口蘑各20克，植物油、淀粉各适量，黄酒、酱油、味精、精盐、葱花、香菜段、清汤、花椒油各适量。

制法：将玉兰片、火腿、口蘑切成1厘米宽、2厘米长的片，再用开水烫片刻待用；将鸽蛋煮熟，剥去皮，蘸上酱油，放入八成热的油锅中，炸至金黄色时捞出。锅内加植物油，烧热，用葱花炝锅，加入黄酒、酱油、精盐、火腿、口蘑、玉兰片翻炒。加清汤后，将鸽蛋下锅煨片刻，调好口味，用水淀粉勾芡，加入味精、花椒油出锅，放上香菜段即成。佐餐食用。

功效：补肾益气，清热安神。适宜用于肝硬化头晕口苦、心悸失眠等症。

活血化瘀法常用的中药材有郁金、红花、桃仁、半枝莲、三七、玫瑰花、丹参、川芎、丝瓜络、山楂等；常用食材有山楂、海带等。

这类食品具有活血化瘀，行气散结等功用。适用于肝血瘀阻，或瘀血与痰湿蕴结不解，络脉不通，症见胁肋疼痛，面色黑暗，舌质瘀斑或胁下痞块等。

芫 荽

别名香菜、香荽、胡荽、香菜苗。为伞形植物芫荽属，一年生或两年生草本植物。

性味归经：辛、温，归肺、脾经。

功效主治：具有发汗透疹，消食下气，醒脾和中的功效。

香菜营养丰富，香菜内含维生素 C、胡萝卜素，维生素 B_1、B_2 等，同时还含有丰富的矿物质，如钙、铁、磷、镁等。香菜内还含有苹果酸钾等。香菜中含的维生素 C 的量比普通蔬菜高得多，一般人食用 7～10 克香菜叶就能满足人体对维生素 C 的需求量；香菜中所含的胡萝卜素要比西红柿、菜豆、黄瓜等高出 10 倍多。

用法用量

一般人群皆可食用，每日食用 100 克左右是安全的。但各种虚热、实热证患者慎用。

香菜粥

原料：香菜 25 克，白米 50 克。

制法：将鲜嫩香菜洗净切碎，取白米兑水先煮成稀粥。待粥熟时撒入香菜末，即可食用。

功效：健脾益气，祛湿化浊。适用于慢性肝炎痰浊中阻，身倦乏力，食物不化，二便臭秽清稀。

醋椒鱼

原料：鲤鱼 250 克，猪油 5 克，香油 1 克，白胡椒粉适量，花椒 8～10 粒，香菜少许，高汤 500 毫升，料酒、精盐、醋各适量。

制法：鱼去鳞、鳃与内脏，鱼身两面打十字花刀，开水焯过；开水泡花椒，香菜洗净切段。炒锅上火，用猪油做底油，烧热后倒入高汤，把鱼放入汤内，加入料酒、精盐、白胡椒粉、花椒，先用旺火后用微火烧至鱼味入汤后再加入少许白胡椒粉，锅离火加醋，淋香油，撒香菜段。

功效：除湿健脾，利水消肿。适宜用于肝硬化腹水者。

陈皮海带丝

原料： 陈皮 25 克，干海带 150 克，香菜 30 克，白糖、酱油、醋、麻油、味精各适量。

制法： 将海带放进笼内，蒸 20 分钟，取出，投入热水中浸泡，充分发好，洗净泥沙，沥干切丝；将海带丝放入盘中，加入酱油、白糖、麻油、味精，拌匀。将陈皮放入开水中，换 2 次水，洗净、沥干、剁末，放碗中加醋拌匀后倒入海带丝盘中，搅拌均匀，然后将洗净的香菜切段后撒在海带丝上即成。

功效： 健脾柔肝。

 香菜拌黄瓜

原料： 香菜 50 克，黄瓜 150 克，盐少许。

制法： 香菜切段；黄瓜切丝。香菜拌入黄瓜，放盐调匀。

功效： 补益气虚，健脾养胃。因气虚所引发的相关症状，如心悸失眠、气喘盗汗、消瘦、易感冒、肝病口干易渴、腹部胀满、头晕心烦等。

多味茄泥

原料： 茄子 250 克，大蒜泥 25 克，香菜末 5 克，香油 2 克，酱油、醋、精盐、味精各适量。

制法： 茄子切条，旺火蒸熟，取出晾凉。将酱油、醋、香菜末、蒜泥、精盐、味精、香油加在一起对成汁，浇在茄子上面拌匀。

功效： 补肾养肝，活血降压。经常食用有助于预防动脉硬化、肝硬化及高血压等病症。

 甘蓝三鲜汤

原料： 甘蓝 100 克，虾仁、鱿鱼丝、海参丝各 10 克，精盐、料酒、味精、香油、香菜末各少许。

制法： 将甘蓝洗净，切成细丝。炒勺放中火上，加清汤、精盐、料酒烧沸，下入虾仁、鱿鱼丝、海参丝、甘蓝丝煮沸，撇去浮沫，倒入汤碗内，淋上香油，加味精调味，撒上香菜末即成。

功效： 益脾和胃，缓急止痛作用。对于肝病患者腹痛，有一定缓解疼痛的作用。

第十章

活血化瘀可滋肝

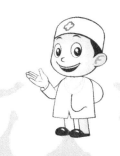

红　花

性味归经：辛，温。归心、肝经。

功效主治：活血通经，祛瘀止痛。

本品能通畅血脉，善活血祛瘀止痛，为治癥瘕积聚、心腹瘀阻疼痛的常用之品。入心肝血分，能活血通脉。

桃仁、红花配伍，活血祛瘀力强，尤宜于治疗瘀血证。

用法用量：煎服，3～9克；外用适量。孕妇忌服，有出血倾向者不宜多用。红花为菊科植物红花的筒状花冠。主产于河南、浙江、四川等地。此品区别于藏红花，用量用法需加注意，不要混淆。藏红花又名西红花、番红花，主要分布于欧洲南部、地中海地区、小亚细亚和伊朗；是非常名贵的中药材，价格高出普通红花许多倍；通常认为藏红花的功效与红花近似，但药力高出许多，因此用量宜小。

 枸杞红枣鸡

原料：枸杞子30克，红花10克，红枣25枚，山楂15克，童子鸡1只。盐、生姜、料酒少许。

制法：将童子鸡宰杀，去除内脏，洗净。将枸杞子、红花、山楂、红枣、生姜片及盐、料酒各少许一起放入鸡腹内，将鸡清蒸。吃鸡肉，喝鸡汤。

功效：益气养阴，活血散瘀。适用于慢性肝炎、肝硬化等患者。

 泽泻红花粥

原料：泽泻、益母草各15克，丹参、赤芍、丹皮各12克，桑寄生15克，红花、车前子、夏枯草、草决明、钩藤、牛膝各10克，大米100克。

制法：以上药物水煎取汁，放入大米煮成稀稠粥即成。每天1剂，分2次服食。

功效：活血化瘀，行气通脉。用于急性黄疸性肝炎。

淡菜红花鱼头汤

原料：淡菜、豆腐各 50 克，红花 6 克，鲤鱼头 500 克，姜、葱 5 克，精盐 3 克。

制法：将淡菜、红花洗净；鲤鱼头去腮，洗净一切两半；姜切片；葱切段；豆腐切 5 厘米长，2 厘米厚块；将鲤鱼头、淡菜、红花、姜、葱、精盐放入锅内，加水 800 毫升；大火烧沸，去浮沫，再加入豆腐，用小火煮 30 分钟即成。每天 1 次。

功效：补肝益肾，祛瘀活血，消瘿去瘤。适宜用于慢性肝炎，兼有腰痛、阳痿、带下等病症者。

 苡仁红花粥

原料：薏苡仁 30 克，红花 6 克，粳米 100 克，白糖 10 克。

制法：将薏苡仁洗净，去杂质；红花洗净；粳米淘洗干净；将粳米、苡仁同放入锅内，加水 600 毫升，置大火上烧沸；用小火熬煮至八成熟时，加入红花、白糖搅匀，煮至粥熟即成。每天 1 次。

功效：祛瘀养血，除湿解热。适用于各种慢性肝炎，伴有血瘀，湿热，水肿，肌肉酸痛者。

 红花鸡肝饼

原料：红花 6 克，鸡肝 50 克，面粉 200 克，精盐 5 克，植物油 500 毫升。

制法：将鸡肝除去苦胆，洗净，剁成末；加入精盐，红花拌匀；倒入面粉中，加水适量，揉成面团，搓成直径 3 厘米粗的面条，切成 4 厘米长的小团，用擀面杖擀成小饼；炒锅置大火上烧热，加入植物油，烧至六成热时，放入鸡肝饼生坯，炸至黄色翻个，再炸另一面；两面均成金黄色时捞起，沥干油即成。每天 1 次，每次吃 50 克。

功效：补肝明目，养血祛瘀。适于各种类型的慢性肝炎患者。

三 七

性味归经：味甘、微苦，性温。归肝、胃经。

功效主治：有化瘀止血，活血定痛的功效。

长期小剂量给药，可改善肝脏微循环，促进肝组织修复、再生和抗肝纤维化的作用。主治肝炎、慢性肝炎肝纤维化、肝硬化、高胆固醇及高脂血症、冠心病等。

用法用量：多研末服，每次 1 ~ 1.5 克；亦可入煎剂，3 ~ 10 克。孕妇忌服，血虚吐衄、血热妄行者禁用。

治疗慢性乙型肝炎可配伍丹参、党参、黄芪、虎杖、珍珠草。治疗脂肪肝可配伍丹参、虎杖、白术、山楂等。

三七番茄牛肉锅

原料：三七 15 ~ 20 克，鲜番茄 300 克，牛肉 500 克，毛肚、牛环喉各 250 克，马铃薯、玉兰片各 150 克，莲花白、黄豆芽、绿叶菜、猪油各 100 克，葱 10 克，姜 15 克，胡椒粉 5 克，味精 8 克，精盐 10 克，牛肉汤 2 500 毫升。

制法：将三七加水泡软切片；鲜番茄洗净，去蒂，切片；牛肉去筋膜，切成大薄片；毛肚洗净，切片；牛环喉划开，洗净，切成 6 厘米长的段；马铃薯去皮，切片；玉兰片水发好，切片；莲花白洗净，撕成块；黄豆芽洗净，绿叶菜去杂质，洗净，沥水。以上各料分别装盘待用。火锅置入火上，加入牛肉汤、三七片煮 15 分钟后，再加入上述各种切片及葱（切段）、姜（切片）、胡椒粉、精盐，烧开，入番茄片、猪油，水开后撇去浮沫，再加入味精调味即可。佐餐食用。

功效：养肝益血，健胃消食。适用于高血压、肝炎、消化不良等病症。

三七炖金钱龟汤

原料：三七参 3 克，金钱龟 1 只（重约 250 克），鸡肉 120 克，生姜 6 片，甘草 10 克，调味品适量。

制法： 把金钱龟 1 只（重约 250 克），活宰，去内脏，洗净，放入开水中焯去血水，将鸡肉洗净，切块，放入沸水中焯去血水待用；将三七参，甘草洗净待用；将金钱龟、鸡肉、三七参、生姜片，甘草一起放入炖盅内，加水适量，加盖密封，先用武火煮沸后，再改用文火炖 2 个小时，汤成调味，分 1～2 次饮用。

功效： 活血化瘀，益气助阳。

山楂大枣三七粥

原料： 山楂 20 克，大枣 12 克，三七粉 3 克，粳米 100 克，蜂蜜适量。

制法： 先将粳米洗净，同山楂、大枣放入锅内加水适量煮成稠粥，待粥至熟时，调入三七粉、蜂蜜即可食用。每天早餐温热食用。

功效： 健脾开胃，止血化瘀。适宜用于肝硬化肝脾血瘀者。

三七藕蛋羹

原料： 鲜藕汁 400 克，三七粉 5 克，鸡蛋 1 个，麻油、精盐各适量。

制法： 将鲜藕汁加水适量煮沸，三七粉与鸡蛋调匀入沸汤中，加麻油、精盐即成。每天 1 杯。

功效： 止血活血。适应于肝硬化有出血倾向者。

郁　金

性味归经： 辛、苦，寒。归肝、胆、心经。功效活血行气止痛，解郁清心，利胆退黄，凉血。

本品味辛能行能散，既能活血，又能行气解郁而止痛。常用治胸腹胁肋胀痛、刺痛。又能清利肝胆湿热，常用治湿热黄疸。且能行气降火，凉血止血。

郁金含挥发油、姜黄素、淀粉，脂肪油等。能降血脂、促进胆汁分泌和排泄、镇痛、保肝、抗炎。

用法用量： 煎服，5～12 克；研末服，2～5 克。不宜与丁香同用。

郁金清肝茶

原料： 广郁金（醋制）10 克，炙甘草 5 克，绿茶 2 克，蜂蜜 25 克。

制法： 将广郁金、炙甘草放入砂锅中，加适量清水，先后煎煮 2 次，将 2 次滤液对在一起。再加热至 80℃左右时，倒入绿茶，浸泡。待凉至 40℃ ~ 50℃时，加入蜂蜜，搅匀后即可饮用。

吃法： 每日 1 剂，不拘时频频饮之。

功效： 疏肝解郁，利湿祛瘀。适用于肝硬化气滞血瘀型者。阴虚失血及无气滞血瘀者忌服，孕妇慎服。

二金玉枣瘦肉汤

原料： 郁金 10 克，鸡内金 10 克，玉米须 20 克，大枣 5 枚，瘦猪肉 100 克。

制法： 以上 5 种原料加清水适量煎汤，去渣取汁。

吃法： 适量服用。

功效： 理气、消积。适用于脂肪肝患者厌食较重者。症见不思饮食，食后即吐，精神抑郁，胸胁胀满等。

佛手郁金粥

原料： 佛手 15 克，郁金 10 克，粳米 60 克，冰糖适量。

制法： 将佛手、郁金洗净，放入砂锅内，加清水适量，大火煮沸后，用小火煮成稀汁，去渣留汁，放入淘净粳米，继续用小火煮至米烂粥稠，食用前也可略加冰糖调味。分次食用。

功效： 疏肝解郁，理气健胃。适宜用于急性无黄疸型肝炎。

车前草郁金煮水鸭

原料： 车前草 20 克，郁金 9 克，水鸭 1 只（约重 1000 克），姜、精盐各 5 克，葱 12 克，黄酒 10 毫升。

制法： 将车前草洗净，切成 5 厘米的段，郁金洗净；同用纱布袋装好，扎紧口；水鸭宰杀后，去毛、内服及爪；姜拍松，葱切段；水鸭放入炖锅内，

肝病食疗药膳

加入黄酒、精盐、姜、葱；药包放入鸭腹内，注入清水 1500 毫升；炖锅置大火上用大火烧沸，再用小火炖煮 1 小时即成。每天 1 次，吃水鸭肉喝汤。

功效：清热祛湿，利水消肿，补益脾胃。适宜急性病毒性肝炎，湿热交阻，小便赤黄患者。

桃 仁

性味归经：味苦、甘，性平。有小毒。归心、肝、大肠经。

功效主治：活血祛瘀，润肠通便。本品入心肝，走血分，善泄血滞，祛瘀力较强，有破血之功。

本品能改善血流动力学状况，延长出血和凝血时间，促进胆汁分泌，润滑肠道，镇痛，抗炎，抗菌，抗过敏，镇咳和抗肝纤维化。

用法用量：煎服，5～10 克，宜捣碎入煎。孕妇忌服；便溏者慎用。有毒，不可过量。

桃地猪肚粥

原料：桃仁 5 克，生地黄 10 克，熟猪肚 50 克，粳米 60 克。

制法：将桃仁（去皮）、生地黄洗净，下锅煎煮，去渣取汁。把熟猪肚（去油脂）切细，和粳米一起下入药汁中，文火煮成粥即可服用。

功效：益气活血，化瘀止痛。

猴头菇海带汤

原料：猴头菇 30 克，海带丝 20 克，熟地黄 15 克，当归 12 克，桃仁 9 克，红花 6 克，膏汤、油、盐、味精、姜适量。

制法：桃仁、熟地黄、当归、红花用纱布袋装好，放入砂锅，浸泡，煎煮，取煎液备用。油锅烧热后，放入菇片海带丝翻炒数次，放盐、姜末后加入药汁膏汤，煮沸后调味即可食用。

功效：补气养血，活血软坚。

山楂桃仁茶

原料： 桃仁 9 克，山楂 30 克，清水 300 毫升。

制法： 把桃仁和山楂放入容器内，加水煎；喝茶汤、食山楂。

功效： 镇痛宁神，活血通脉。

当归牛肉胡萝卜

原料： 山楂、当归、桃仁各 15 克，牛肉、胡萝卜各 100 克，葱、姜各 10 克，盐 3 克，素油 30 毫升。

制法： 山楂洗净，去核切片。当归、桃仁洗净，打碎。牛肉、胡萝卜洗净，切块。姜、葱洗净，切成片、段。素油倒入锅中，烧至六成热时，加入姜、葱爆香，加入其余药材、食材及水 400 毫升，先用武火烧沸，再用文火炖煮 1 小时左右加盐调味即成。每天 1 剂，分 2 次佐餐服用。

功效： 散瘀血，滋肝阴。

山楂鲜藕粥

原料： 山楂 30 克，鲜藕 60 克，金银花 15 克，桃仁 25 克，粳米 250 克。

制法： 桃仁去皮尖与金银花同煎，去渣滤出汤液，与山楂、鲜藕、粳米共煮成粥。每天 1 次。

功效： 凉血活血，清热解毒。适宜用于肝硬化血瘀热症者。

芝麻桃仁粥

原料： 黑芝麻、桃仁各 6 克，冰糖 20 克，粳米 100 克。

制法： 将黑芝麻放入炒锅，用小火炒香；桃仁去杂质洗净；粳米淘洗干净；冰糖打碎；将粳米放入锅内，加水 600 毫升，置大火上烧沸，再用小火熬煮八成熟；放入黑芝麻、桃仁、冰糖，搅匀后煮至粥熟即成。每天 1 次。

功效： 补肝益肾，壮筋祛瘀。适宜用于各种慢性肝炎兼血瘀、便秘者。

丹参桃仁炖鳖鱼

原料： 丹参、桃仁各 6 克，重 500 克鳖鱼 1 只，黄酒 20 毫升，姜、葱各

肝病食疗药膳

10 克，精盐 2 克。

制法：将丹参润透切片，桃仁洗净去杂质。鳖鱼宰杀后去头尾及内脏和爪。姜切片，葱切段。将鳖鱼、丹参、桃仁同放入锅内，放入黄酒、精盐、姜、葱，注入清水 800 毫升；将炖锅置大火上烧沸，再用小火炖煮 50 分钟即成。

功效：祛瘀活血，通经疏络。适宜用于各种类型的慢性肝炎患者。

半枝莲

性味归经：味辛；苦；性寒。归肺经、肝经、肾经。

功效主治：清热解毒，散瘀止血，利尿消肿。主治热毒痈肿，吐血，衄血，水肿，腹水及癌症。

用法用量：内服：煎汤，15 ~ 30 克，鲜品加倍，或入丸、散。长期服用对胃不好，可能导致腹泻。为唇形科植物半枝莲的干燥地上部分。民间有用其治肿瘤的案例，有一定的近期疗效。所述形态与本种相近。民间草药中以半支莲或"半支"为名的品种甚多。近年农贸市场出售有鲜蔬名"半枝莲"，有些与本品不同，患者食用时需加以验证。

双半薏米煎

原料：半边莲、半枝莲各 30 克，生薏苡仁 60 克，白糖适量。

制法：将薏米淘洗干净，加水浸泡透心。将半边莲、半枝莲，一同装入纱布袋内，扎紧袋口。下入砂锅内，加水适量，武火烧沸，文火慢煎，先后 2 次，滤出药汁。将 2 次药汁合在一起。将薏仁下入锅内，加药汁，若量少可再加清水。先用武火烧沸，再用文火慢炖，至薏苡仁开花，加入白糖，熬成稀粥即服用。

吃法：每日 1 剂，2 ~ 3 次分服。

功效：活血散瘀，抗癌消炎，利水渗湿。

半枝莲田螺汤

原料：鲜活田螺 500 克，鲜半枝莲 15 克，绿豆 60 克，紫草 6 克，大枣 40 克，精盐适量。

制法：将活田螺用清水浸泡1天，去污泥，洗净后放入沸水锅内略烫，去壳取肉，待用；绿豆用清水浸3小时，洗净待用；半枝莲、紫草、大枣放入清水中洗净，待用；煮锅上火，将田螺肉、绿豆、大枣放入锅内，加适量清水，盖上锅盖，小火煮2小时，加入半枝莲、紫草，再煮半小时，加入精盐，调味即成。早晚分次食用。

功效：清热利湿，利胆退黄。适宜用于治疗湿热蕴结型急性黄疸型肝炎患者。半枝莲具有清热解毒、化瘀利尿等功效。紫草擅长清热凉血活血。绿豆具有清热解毒等功效。田螺也是治疗黄疸的常用食品。大枣具有养血安神、补中益气、缓和药性等功效。

玫瑰花

别名湖花、刺玫花，为蔷薇科植物玫瑰的花蕾。

性味归经：性温，味甘、微苦。归肝、脾经。

功效主治：主要功能为行气解郁，和血止痛。适宜用于肝胃气痛、食少呕恶等。

玫瑰花所含的挥发油可以促进胆汁的分泌，可用于肝炎恢复期、胆囊炎、胆结石症。此外，玫瑰花具有减轻心绞痛、高脂血症和心脏病患者常见胸痛、胸闷的功效。

用法用量：6~15克，煎服或泡水代茶饮。

赤豆玫瑰鲤鱼汤

原料：鲤鱼1条，赤小豆150克，玫瑰花6克，调味品适量。

制法：鲤鱼去杂洗净，与赤小豆、玫瑰花，加水共煮至烂熟，去花调味，分2~3次服食。

功效：活血养阴。

玫瑰花粥

原料：玫瑰花5克，粳米适量。

制法：将玫瑰花加适量清水煎煮片刻，去渣取汁。将粳米洗净放入药汁中，文火煮成粥即可。

吃法：温服，每日 1 剂，连服 4 ~ 5 日为 1 个疗程。

功效：疏肝和胃，和血调中。适用于肝郁诸证，见胃脘胀闷，烦躁易怒，口苦咽干等。

 玫瑰枣糕

原料：大枣 150 克，荸荠 60 克，核桃仁 30 克，玫瑰花 6 克，猪板油 120 克，鸡蛋 2 个，红薯 90 克，丝瓜片 15 克，猪网油 60 克，白糖 100 克。

制法：用铁丝网盛枣放置于火上，烧至枣皮完全变黑，立即放入冷水中，浸泡 3 ~ 5 分钟，捞起后擦去黑壳，去核，将枣肉剁成枣泥。核桃仁用冲水泡后去皮，入油锅中炸至微黄捞出，放凉后切成丁。红薯洗净，煮熟去皮，压成泥。丝瓜片、荸荠分别切成丁。猪板油去筋洗净，剁成泥，并与枣泥、红薯泥一起放在一个盆中，打入鸡蛋，再加核桃仁、丝瓜片、荸荠丁及玫瑰花搅拌均匀。将猪网油铺于碗底压平，边缘吊在碗外，将上述拌匀之泥放在网油上，压平，把网油边搭转回来盖泥，用湿绵纸密封，上笼大火蒸 40 分钟，出笼揭去纸，翻扣入盘内，揭去网油，撒上白糖即可食用。

功效：补虚养血，润肠通便。可以提高机体免疫功能，补气补津液，增强肌肉力量等。尤其适用于年老、体弱者习惯性便秘。

 玫瑰藕粉粥

原料：玫瑰花 5 克，藕粉 30 克，冰糖碎 15 克。

制法：将玫瑰花洗净，放入砂锅中煎煮 15 分钟，去渣取汁，用沸汁冲调藕粉，加冰糖碎，搅匀即成。当点心食用。

功效：疏肝理气，解郁止痛。用于治疗肝郁气滞型急性无黄疸型肝炎。

 橘络玫瑰花绿茶

原料：橘络 5 克，玫瑰花 3 克，绿茶 2 克。

制法：将橘络、玫瑰花洗净，沥干，与绿茶同入杯中，用沸水冲泡，加盖焖 10 分钟即可饮用。代茶饮用，可冲泡 3 次，当天饮完。

功效：疏肝理气，解郁止痛，健脾利湿。用于治疗肝郁气滞型急性无黄疸型肝炎、脂肪肝，肝癌调养。

丹 参

性味归经： 苦，微寒。归心、肝经。入心肝血分。

功效主治： 功能活血化瘀，有"一味丹参，功同四物"之说。可单用，也可与红花、桃仁同用，增强疗效。（"四物"即中医名方"四物汤"）

用法用量： 治疗肝病，丹参用量以 15 ~ 30 克为主，在此范围内酌情增减。活血化瘀宜酒炙用。使用时注意，本品反藜芦。丹参为活血化瘀之要药，肝胆病从血瘀论治，多以本品作为君药或臣药组方；临床另有治法虽然不以活血化瘀为主，但兼见气滞血瘀证候者，也往往应用丹参作为重要补充。肝炎、黄疸、脂肪肝、肝硬化，丹参的使用率高达 72.3%，超过七成处方使用了丹参。

丹参粥

原料： 丹参 30 克，砂仁 6 克，木香 6 克，粳米 60 克，红糖适量。

制法： 先将丹参、砂仁、木香加水煎煮，去渣取汁。再将粳米煮粥。粥将熟时加入药汁和红糖，稍煮即可。

功效： 活血行气，化瘀止痛。

丹参茯苓汤

原料： 丹参 30 克，茯苓 20 克，葛根 25 克，大枣 10 枚。

制法： 将上述 4 味药洗净后置于砂锅内加凉水 500 毫升，烧沸即可。每次喝 150 毫升，每天饮两次，趁温热服用。

功效： 养心安神，活血通脉。适用于血瘀阻络的患者，症见心悸失眠，舌质暗红，脉细涩等。

丹参大枣粥

原料： 丹参 30 克，大枣 15 克，粳米 50 克，冰糖适量。

制法： 将丹参洗净，放入砂锅中，加适量清水；先用大火煮沸，再用小火煮 30 分钟，滤去药渣；加入粳米、大枣，小火煮至米烂粥稠，调入冰糖即成。早晚分次食用。

功效：活血化瘀。适宜用于治疗瘀血阻络型慢性肝炎等。

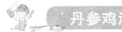

丹参鸡汁面

原料：丹参9克，鸡汤600毫升，面粉100克，精盐3克，葱15克。

制法：将丹参润透、洗净，切片；葱切段；面粉用清水合成面团，用擀面杖擀成薄皮，切成面条待用；鸡汤放入锅内，加入丹参片，再煮25分钟；后除去丹参片不用烧沸；加入葱、精盐、面条，煮熟即成。每天1次。

功效：补益气血，滋养五脏，活血化瘀。适宜用于慢性肝炎，伴有气血虚损、血瘀患者。

川　芎

性味归经：性辛，温。归肝、胆、心包经。

功效主治：有活血行气，祛风止痛的功效。

本品所含川芎嗪能降低血清转氨酶，维持和提高肝组织中 SOD 活性；清除氧自由基，减少其毒性，具有良好的抗脂质过氧化损伤作用，且显示有抗肝纤维化作用。

用法用量：煎服，3～9克。阴虚火旺，多汗，热盛及无瘀之出血证和孕妇慎用。

川芎红花粥

原料：川芎12克，红花12克，粳米80克，红糖适量。

制法：先将川芎、红花加水煎汁，去渣后加入淘净的粳米，煮至粥熟后再加入适量红糖，调味后即可食用。每天早、晚两次，趁温热服用。

功效：活血祛瘀，行气止痛。

川芎楂七饮

原料：川芎30克，生山楂15克，三七粉3克。

制法：川芎、生山楂、三七粉用沸水冲泡半小时代茶饮。

功效：行气开郁，活血止痛。

芎附茶

原料：香附子、川芎、茶叶各3克。

制法：将香附子、川芎润透，切薄片；川芎、香附子、茶叶放入炖杯内，加水250毫升；炖杯置大火上烧沸，用小火煎煮10分钟即成。代茶饮用。

功效：疏肝理气，调和肝胃。适宜用于慢性肝炎，见肝胃不和，气郁不舒，胸胁脘腹胀痛等症食用。

川芎鸭

原料：鸭半只，老姜40克，川芎12克，酒1大匙，盐1小匙，酱油1小匙，糖1小匙。

制法：鸭肉洗净，剁块备用。锅内烧热油，爆香老姜，接着放入鸭块炒得略焦，加水1 200毫升、川芎和调味料，盖上锅盖，以慢火炖1小时即可。姜先爆香炒过，才会出味，也不可使用嫩姜，因其不入味也没功效。

功效：补血活血。适用于肝病属肝肾阴血不足患者食用。

丝瓜络

性味归经：性凉，味甘。入肺、胃、肝经。

功效主治：通络，活血，祛风。《本草纲目》：能通人脉络脏腑，而祛风解毒，消肿化痰，治诸血病。

研究中发现，本品所含齐墩果时酸对大鼠肝脏由四氯化碳引起的急性损伤有治疗作用，能减轻肝细胞浆空心变性、疏松变性、肝细胞坏死及小叶变性反应。

用法用量：煎汤，5～15克；或烧存性研末，每次1.5～3克。一般在夏、秋季果实成熟，果皮变黄，内部干枯时采摘，除去外皮及果肉，洗净，晒干，除去种子。

肝病食疗药膳

瓜络茵陈饮

原料： 丝瓜络5克，茵陈5克，蜂蜜适量。

制法： 丝瓜络和茵陈入砂锅浸泡20分钟，煮开，滚水3分钟，关火。放凉，依据口味调入蜂蜜，代茶饮。

功效： 柔肝理气，利湿退黄。适用于各种肝炎。

黄芪瓜络焖鳝

原料： 黄芪40克，丝瓜络30克，鳝鱼500克，鲜嫩丝瓜100克，混合油60毫升，香油、料酒、生姜丝、红辣椒丝、精盐、酱油、大茴香、味精、葱花各适量。

制法： 黄芪、丝瓜络洗净，共煎两次，取药汁100毫升。鳝鱼去头骨，取净肉，切3厘米长鱼片，放入少许精盐、料酒、酱油稍腌，置七成热的油锅内爆炒至卷起发泡，盛出。鲜丝瓜刨去外皮，切成3厘米长厚片。油锅内放入适量食用油，将丝瓜略炒至断生，加入鳝鱼片、红辣椒丝、葱花、生姜丝，混炒后加入药汁，放大茴香、精盐、酱油、味精，收汁即可食用。

功效： 益气养血，通经活络。适用于肝风内动、肝肾阴虚证型的患者。

海　带

性味归经： 咸，寒。归脾、胃经。

功效主治： 软坚散结，消痰平喘，通行利水，祛脂降压。主治瘿瘤，瘰疬，痰热咳喘，水肿，高血压。

用法： 煎汤，凉拌，煮食。

禁忌： 脾胃虚寒者不宜。海带中含有砷，可引起慢性中毒，应食前多浸泡、多漂洗。

成分： 除含有大量水分、营养素外，尚含有藻胶酸、昆布素、甘露醇、半乳聚糖、海带聚糖、海带氨酸、谷氨酸、碘及多种微量元素。

药理作用： ①纠治缺碘性甲状腺功能不足；②预防白血病；③止血作用；④降压作用；⑤预防癌症。

脊骨海带汤

原料：海带丝、动物脊骨各适量，调料少许。

制法：将海带丝洗净，先蒸一下；将动物脊骨炖汤，汤开后去浮沫，投入海带丝炖烂，加调料调味即可。食海带，饮汤。

功效：养阴柔肝。

藻苓汤

原料：海藻、茯苓各30克，海带15克。

制法：将上述3味煎煮，取汁去渣。每天1剂，分2次服。

功效：健脾利胃，利水渗湿。

海带绞股蓝汤

原料：海带50克，绞股蓝50克，泽泻20克，草决明20克，生山楂30克。

制法：海带洗净切丝，与绞股蓝、泽泻、草决明、生山楂混合后加水适量煎服，一日一剂连用3～6个月，效果良好。

功效：降脂柔肝。

山　楂

性味归经：酸、甘，温，归脾、胃、肝经。

功效主治：消食活血，驱绦虫，降压，降脂。主治肉积，食积，癥瘕，痰饮，痞满，泻痢，肠风，腰痛，疝气。

用法：煎汤，入丸、散。外用，煎水洗，捣敷。

禁忌：脾胃虚弱者慎服。

成分：含酒石酸、柠檬酸、黄酮类、内酯、糖类、苷类等。

药理作用：①降血压作用；②抗菌作用。

麦芽山楂鸡蛋羹

原料：鸡蛋2个，麦芽、淮山药各15克，山楂20克，藕粉、精盐各适量。

制法：将麦芽、山楂、淮山药洗净，加清水适量，再用大火煮沸，小火煮1小时左右，去药渣，取汁用；鸡蛋去壳调匀，藕粉用开水调成糊状；上述药汁煮沸，放入鸡蛋及藕粉糊，搅匀，煮沸，加适量精盐即成。随意食用。

功效：疏肝理气，开胃消食。主治湿阻脾胃型急性无黄疸型肝炎。麦芽消食健胃；山药健脾益气和胃；山楂能消食化积；藕粉健脾和胃；加入鸡蛋，增加蛋白质。5味合用，达到消食化积、增加营养的作用。特别适宜用于食欲良好，但食入难以消化的肝炎患者。

山楂兔肉

原料：兔肉250克。山楂30克，枸杞子30克，生姜、精盐、酱油、醋、麻油各适量。

制法：将兔肉冲洗干净，切成大块，放入锅内，加入山楂、枸杞子、生姜片、酱油、醋、精盐和清水，炒锅置旺火上，烧开后转用小火慢炖，炖至兔肉熟烂，淋上麻油即成。

功效：健脾益阴。

山楂肉片

原料：山楂片100克，猪后腿肉250克，荸荠50克，黄酒、葱花、生姜末、精盐、味精、植物油、鸡蛋清、淀粉各适量。

制法：将山楂片洗净，加水浓煎3次，每次40分钟，合并2次煎液，浓缩药汁至100克左右；猪肉洗净，切成薄片，以鸡蛋清、淀粉调成的白糊；荸荠洗净，去外皮后切片。炒锅置火上，放油烧至六成热，将肉片糊下锅炸至浮起，呈黄白色时，捞出滤油。锅留底油。加荸荠片熘炒，加山楂浓缩汁及肉片、黄酒、葱花、生姜片、翻炒出香味，加精盐、味精各少许，略炒数次即成。

功效：健脾益阴，活血理气。适用于心脾两虚和肝肾阴虚的患者。

龙眼山楂茶

原料：桂圆肉（龙眼肉）30克，山楂20克。

制法：桂圆肉洗净。山楂洗净，去核，切片，待用。把桂圆肉、山楂片放入炖杯内，加清水 250 毫升。将炖杯置武火上烧沸，再用文火煮 15 分钟即成。代茶饮用。

功效：宁心安神，柔肝降脂。适合于慢性肝炎证属阳虚型失眠患者食用。

山楂乌龙茶

原料：乌龙茶 2 克，山楂 30 克，清水 400 毫升。

制法：把乌龙茶和山楂一起放入容器中，加水煎茶饮用。

功效：开胃健脾，活血祛痰。适用于脾胃虚弱所导致的食欲不振、消化不良等。

山楂虫草鸽肉汤

原料：山楂 15 克，冬虫夏草 10 克，白鸽肉 4 只（约 200 克），姜 5 克，葱 10 克，蒜 15 克，盐 5 克，酒少许。

制法：把山楂洗净，去核，切片；冬虫夏草用酒浸泡，洗净；白鸽宰杀后去内脏、毛及爪，用沸水炸去血水，沥干水分，一切两半；姜切片，葱切段，大蒜去皮切片。把鸽肉放炖锅内，加入山楂、虫草、姜、葱、盐、蒜，加清水 1 200 毫升。把炖锅置武火上烧沸，再用文火炖 50 分钟即成。每天 1 次，1 次吃半只鸽肉，喝汤，佐餐食用。

功效：补肾阳，祛瘀血。尤其适合于阳虚型患者食用。